Série SOMBRIA

Luiza Graziela Santos

SOMBRA E NÉVOA

Editora InVerso

® 2021. Editora Inverso

R. Doutor Goulin, 1523 Alto da Glória
CEP 80040-280 Curitiba-PR
(41) 3254-1616 e (41) 3558-8001
editorainverso@editorainverso.com.br
www.editorainverso.com.br
Facebook.com/editorainverso
Instagram @editorainverso

COORDENAÇÃO EDITORIAL
Cristina Jones
Editora InVerso

REVISÃO CRIATIVA
Alessandra A. Marcon

REVISÃO
Carlos W. Jorge

ILUSTRAÇÃO
Quézia Gomes

DESIGN DE CAPA, PROJETO GRÁFICO E DIREÇÃO DE ARTE
Adriane Baldini

DADOS INTERNACIONAIS DE CATALOGAÇÃO NA PUBLICAÇÃO (CIP)
Mona Youssef Hammoud – CRB/ 9ª 1393

G785s

GRAZIELA, Luiza. Sombra e Névoa.
Curitiba: Ed. InVerso, 2021
322 p. 15 X 21 cm – PTBR

ISBN: 978-65-89851-66-0

1. Romance jovem adulto. 2. Suspense de ficção. 3. Mitologia.
4. Dualidade. 5. Magia. I. Título

CDD: 869.3

Romance: 869.3 Suspense: 813.54

Quer saber mais sobre este livro e conhecer a autora? Acesse aqui com seu celular e veja como foi o lançamento!

ASSOCIADO CBL Câmara Brasileira do Livro

Agradeço às vozes da minha cabeça, que não permitem que eu pare de pensar nem um minuto. Sem elas isso tudo não existiria.

***

Para minha filha, Sofia, que me fez crescer nos últimos anos, me tornando ambiciosa e aventureira. Que você seja como Heméra e lute pelo que acredita.

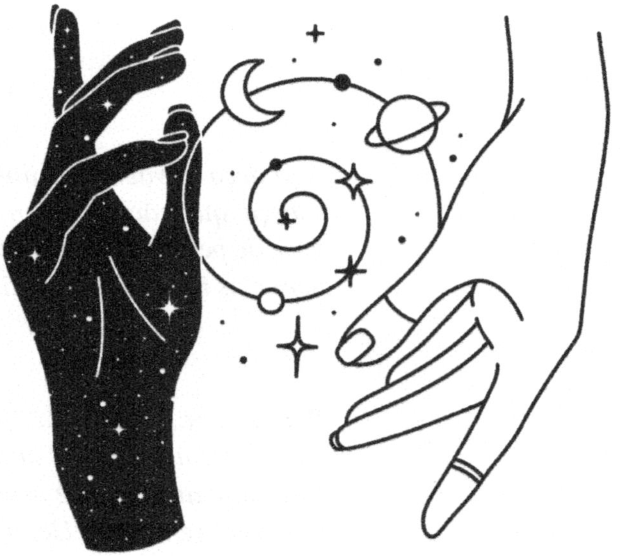

PRÓLOGO

Já fazia 18 anos que não se via a luz do sol naquele lugar. O reino vivia na escuridão, e a vegetação já não era suficiente para a sobrevivência de todos. Na tentativa de ver a luz do sol novamente, muitos tentaram fugir e morreram, alguns tiraram suas próprias vidas, e outros enlouqueceram. Restaram apenas aqueles que se adaptaram à nova realidade. Mudar-se dali não era uma opção, porque, após dez dias fora das terras do reino, seus corações paravam de bater.

O ambiente úmido e escuro se tornou propício para diversas criaturas perigosas.

As pessoas que ainda viviam no reino aprenderam a adaptar-se: guiavam-se pela lua para saber se era dia ou noite, pois, sem o sol, ambos eram iguais; a não ser pela ausência da lua enquanto era dia.

O rei garantia a segurança da população durante o dia, disponibilizando grande parte da guarda para proteção, mas, à noite, quem saísse seria responsável pelo seu próprio destino. Sem os guardas nas ruas, as criaturas usavam as sombras a seu favor para capturar suas presas. Eram em grande parte predadores famintos.

Mesmo com a escuridão, os olhos dela eram capazes de enxergar além das sombras — mas nem mesmo ela sabia dizer se esse dom era uma bênção ou uma maldição, já que nunca havia pisado fora do reino.

Ela podia não saber o que estava fazendo lá fora, mas ele sabia, e a observava com aqueles olhos profundos como um mar sem fim. O que ele não sabia era que ela podia vê-lo além das sombras e seria capaz de mergulhar em toda aquela imensidão que seus olhos lhe mostravam. Não seria fácil tê-la em suas mãos, pois, no meio do caminho, sempre existiria Otis — o mais fiel guarda e amigo da princesa. Entretanto, a partir daquele dia ele faria parte dos seus piores pesadelos. Mas, mesmo assim, ela almeja encontrá-lo quando fecha os olhos para dormir.

O amor é capaz de mudar tudo? De mudar os valores de um guarda fiel? A honra e as regras de um reino todo? De quebrar uma maldição? Seria possível amar duas pessoas ao mesmo tempo? Bem... ela não sabia, mas iria descobrir.

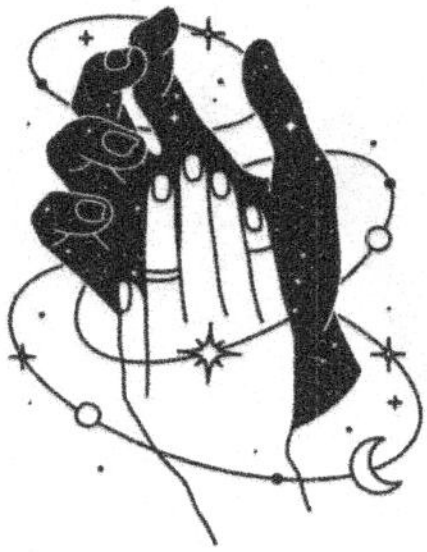

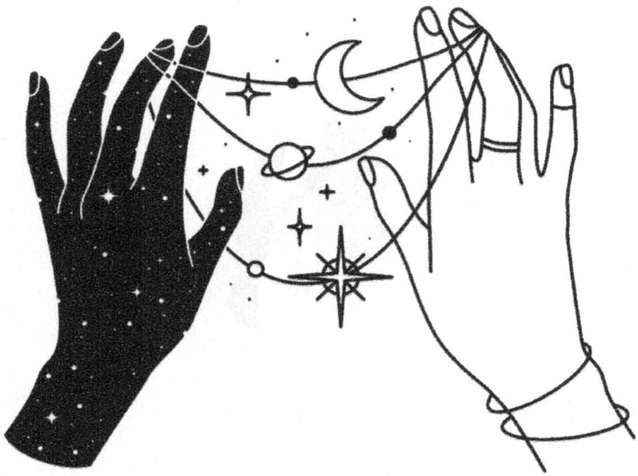

1

Camarã era conhecida por sua beleza peculiar: uma mulher de 25 anos, de baixa estatura, cabelos longos e negros como a noite, olhos escuros, com um tom grafite, pele branca como leite e uma boca convidativa, extremamente vermelha. Seu espírito era livre e selvagem. Não se prendia a nada e a ninguém e não tinha medo das mudanças — elas eram bem-vindas e constantes. Sempre foi guiada pela criatividade e intuição. Apesar disso, era uma mulher fria, não se permitia apaixonar-se, e havia jurado para si mesma nunca mais amar. Hector foi e seria seu único amor.

Nascida e crescida em Atenas, no século V a.C., Camarã era uma feiticeira muito talentosa, com um vasto conhecimento da natureza e das ervas medicinais. Tirava seus poderes da terra, e era chamada de feiticeira de luz; qualquer outro tipo de magia era proibido.

Entretanto, as feiticeiras não dependiam da terra para usar a magia. Possuíam uma fonte de poder própria, que era primitivo e proibido, pois muitas feiticeiras, após acessarem esse poder, perdiam-se em suas próprias sombras — o que as tornava extremamente perigosas, pois esse poder não tinha fim e nem limite, e poderiam realizar qualquer um de seus desejos. Mas a magia sempre tem um preço, e por ora o preço era a sanidade. Por mais ferida que estivesse, Camarã se recusava a entregar-se para as sombras — honraria Hector. Pelo menos era nisso que ela acreditava.

Em Atenas e em toda a região da Grécia Antiga, a cada quatro anos eram realizadas grandes Panateneias, e todos os anos eram realizadas festividades menores. Eram assim chamadas por designarem as "Festas da deusa Atena", em várias localidades, com o objetivo de agradar a deusa para que ela protegesse as colheitas. Durante a cerimônia de abertura das grandes Panateneias, passava um navio por Atenas, ornado pelo véu de Minerva, que era um magnífico manto bordado pelas fiandeiras, tecelãs e jovens das famílias mais tradicionais de Atenas. Na tradição das festas, as mulheres carregavam cestos com utensílios para os sacrifícios. Camarã mal sabia que a partir daquele dia sua história mudaria completamente. Seus olhos se encontraram com os de um homem jovem e muito bonito, de ombros largos, cabelos escuros e olhos tão azuis que com a luz do sol pareciam reflexo do céu; ele não tirou os olhos dela do início ao fim, e isso a incomodava, pois não estava disposta a se envolver com ninguém. Mas o fato de o homem ser claramente um visitante a interessava. Havia anos ela só se relacionava com forasteiros, pois os via uma única vez, sem o risco de se apegar, muito menos se apaixonar.

Eles se encaravam quando ele começou a se aproximar, chegando perto o bastante para sentir o seu cheiro.

— Posso te servir um pouco de vinho? — perguntou ele, oferecendo uma taça de metal.

— Que tal me falar seu nome primeiro?

— Me chamo Eros. Sou rei de Erétria, uma ilha não muito distante daqui, mais conhecida pelos longos dias de sol, onde a noite demora a surgir — falou o rei, sorrindo.

— Suspeitei que não era mesmo daqui — disse Camarã, tomando um gole de vinho.

— E o que a levou a suspeitar?

— Foi o único homem com a coragem de me oferecer vinho — disse ela, rindo.

— E qual o motivo dos homens locais para não a cortejarem?

— Digamos que todos sabem quais os meus objetivos, e me apaixonar e casar não é um deles — disse Camarã, com um sorriso.

— E quais são seus objetivos? — questionou Eros, tirando uma mecha do cabelo do rosto dela.

— Fale-me de Erétria — ela afastou-se um pouco, na tentativa de mudar de assunto.

— Primeiro, fale-me seu nome.

— Me chamo Camarã.

— Bem, Camarã, acho melhor ver com seus próprios olhos. Venha comigo para o meu reino — disse, tocando seu rosto com as costas da mão. Eros estava acostumado a ter a mulher que desejava, e por ser rei nunca teve um pedido negado.

— Quem sabe, um dia? Nunca saí de Atenas — disse ela, dando risada. Fazia tempo que não ria.

— Você é esperta. O que de tão ruim aconteceu a você para não querer mais se apaixonar ou casar, sendo tão jovem?

— Quer mesmo saber? Não sei se esse é o tipo de conversa para ter com um estranho em uma festa.

— De fato, mas não me importo em ouvir. Preciso saber contra o que terei que lutar para conseguir te levar comigo.

— Bem, desde meu nascimento fui prometida a um guerreiro chamado Hector. Eu o odiava, ou pelo menos odiei, até meus dezesseis anos. Há oito anos, nesta mesma festa, demos nosso primeiro beijo exatamente neste lugar, com os pés descalços na areia ao som das ondas quebrando — ela falou, dando uma pausa e fechando os olhos, e sentindo a areia em seus pés.

— Então foi Hector quem quebrou seu coração?

— Não exatamente — disse ela, perdendo-se em seus pensamentos.

***

NOVE ANOS ANTES

Sua família era tradicional e famosa pela linhagem de grandes feiticeiras. Camarã nasceu e cresceu em Atenas no século V a.C. Nesse período a magia não era muito bem vista, e as feiticeiras eram muitas vezes aceitas pelo conhecimento das ervas e o poder da natureza. A prática da magia por vingança ou para o mal não era permitida. Isso se deu quando o uso da magia se tornou exagerado, no século VIII a.C. Os deuses perderam o controle e os gregos a usavam muitas vezes para vingança e para o mal. Conforme o poeta Hesíodo: "*Se alguém começar tanto dizendo quanto fazendo algo indelicado, esteja certo de pagar-lhe a ofensa duas vezes mais.*" Sendo assim, a magia era usada como uma forma de fazer valer os direitos individuais e recuperar a honra. Mas, com seu uso desenfreado, a paz e a harmonia não se faziam presentes. Assim os deuses decidiram castigá-los, limitando o uso da magia a algumas mulheres e dando a elas a oportunidade de gerar apenas um único filho, o que mantinha certo controle sobre a população de feiticeiras. Esse poder foi direcionado apenas às mulheres, pois muitas vezes essa era a única forma de se fazerem respeitadas, e até mesmo temidas. Além do mais, a magia não poderia ser banida por completo, pois era através dela que a população realizava rituais de benefício comum, como para chover, curar doenças, entre outros. Esses rituais se davam nos templos dos deuses, com oferendas e doações.

Com o tempo, o número de mulheres capazes de fazer uso da magia diminuiu consideravelmente, gerando assim oportunidades de trabalhar para grandes famílias ou de forma independente, praticando o curandeirismo através dos recursos naturais e o poder fornecido pela terra. Mas junto com esse reconhecimento também vieram os julgamentos sociais. Muitas mulheres se sentiam ameaçadas pela beleza das feiticeiras. Ter o poder correndo em suas veias as tornava extremamente atraentes e sedutoras, e por conta desses julgamentos, algumas tentavam esconder seus dons, e outras se revoltaram, escolhendo o caminho da escuridão e do mal. Camarã tinha conhecimento suficiente de sua natureza e não a negava. Era como se o sangue que corria em suas veias fosse mais especial que os demais, seu conhecimento, mais vasto, e seus poderes mais extraordinários.

Por conta da tradição familiar de manter a linhagem poderosa, Camarã foi prometida a Hector, um jovem guerreiro, moreno, de alta estatura, e olhos verdes como uma esmeralda. Ele era conhecido por seu espírito de liderança, sua honra e seu instinto de proteção, o que fazia com que a jovem muitas vezes odiasse a união; nascera para ser livre, e seu futuro marido não permitia toda a sua selvageria.

Conheciam-se desde crianças, mas nunca se deram bem. Enquanto Hector queria seguir todas as regras à risca, Camarã queria se aventurar, o que acabava em briga. Quando se tornaram adolescentes os conflitos se tornaram mais frequentes. O acordo estabelecia uma idade limite de dezenove anos para o casamento. Aos dezesseis, com o casamento cada vez mais perto, Hector a sufocava com sua honra e mania de proteção; ela queria se entregar à luxúria dos prazeres carnais.

As Panateneias eram a oportunidade perfeita para Camarã se livrar de Hector por algumas horas.

— Camarã, te buscarei amanhã ao nascer do sol para irmos assistir à cerimônia — disse ele, fazendo uma reverência respeitosa.

— Oh, Hector, me esqueci de avisar que irei participar da cerimônia. Então meu pai irá me levar hoje ao anoitecer. Todas as mulheres que participam devem se preparar na noite anterior. Devemos terminar de tecer o manto de Minerva — disse ela, tentando escapar da supervisão do guerreiro.

— Se permitir, falarei com o seu pai para que me dê a honra de acompanhá-la — falou ele com um sorriso.

— Acredito que não seria apropriado — falou Camarã, desconfortável.

— Jamais faltaria com respeito, sabe que honro muito o acordo — falou Hector, ofendido.

— Talvez esse seja o seu problema; entre — falou ela, revirando os olhos e acenando para que ele entrasse para falar com seu pai.

Apesar de serem uma família importante, sua casa era como as outras, feita de tijolos e telhas de barro e janelas de madeira. Eles entraram e encontraram seu pai na sala, polindo a espada. Todos os homens da família eram guerreiros. Acreditavam que a junção de uma feiticeira com um guerreiro era o que fazia com que a linhagem fosse tão poderosa.

Enquanto eles conversavam, Camarã fingia escutar, pois estava crente de que o pai jamais permitiria. Só de pensar em passar horas sozinha com Hector, ficava irritada. Não entendia como ele podia ser tão insuportável. Imaginava como seria após o casamento. Viveria encarcerada em casa? Por mais que a ideia de se casar com ele fosse muito ruim, jamais decepcionaria seus pais quebrando o acordo; esse era o sacrifício que deveria fazer pela honra da família. Mas, antes de se casar, queria se sentir amada e amar de verdade, pois não acreditava que seria possível amar Hector um dia — eles eram muito diferentes.

— Camarã, minha filha, seu noivo irá acompanhá-la até a cerimônia — disse seu pai, sério.

— Meu pai, acredito que não seria apropriado, não nos casamos ainda.

— Camarã, não discutiremos isso agora. Ele é seu noivo e vocês honrarão essa aliança. Além do mais, Hector tem toda a minha confiança. Agora vá se arrumar para partir ao anoitecer — falou o pai, encerrando a conversa.

— Certo, meu pai — disse ela, irritada.

Camarã não gostava de receber ordens, mas nunca desacatou nenhuma do seu pai. Organizou suas coisas para partir em poucas horas, mas antes de ir precisava resolver algumas coisas. Pulou a janela e saiu correndo: precisava voltar rápido. Quando retornou, entrou novamente pela janela, banhou-se e colocou um vestido verde trançado na frente, com um decote profundo nas costas. Nas orelhas pendurou dois brincos de rubi que Hector lhe havia dado de aniversário; como noivo, sempre a presenteava com objetos de grande valor, o que não fazia diferença para ela. Chegando à sala, o pai já não estava lá; somente Hector a aguardava.

— Estou pronta; vamos?

— Você está linda, mas tem certeza de que quer viajar à noite com esses brincos?

— Estarei com o melhor guerreiro de Atenas, não preciso me preocupar, certo? Pois se acreditar que não é capaz de me manter a salvo, acho melhor não ir — disse ela, com malícia nos olhos.

— Não tenho dúvida de que posso te proteger, mas não é por isso que precisa chamar a atenção com joias caras — falou Hector de forma rígida.

— Não se preocupe. Caso não consiga, posso me defender sozinha. Agora vamos, não quero me atrasar — falou ela para provocá-lo.

— Certo; meu cavalo está lá fora. Vai levar algo além do que veste no corpo?

— Aqui estão as minhas coisas — ela respondeu, mostrando uma pequena bolsa. — Como assim, seu cavalo? Não está achando que vamos no seu cavalo, certo? Mandarei arrumar minha égua — falou ela, saindo da sala em direção aos fundos da casa, onde ficava sua égua.

— Camarã, como seu futuro marido, ordeno que volte aqui! — chamou ele.

— VOCÊ É UM TOLO SE ACHA QUE IREI TE OBEDECER! — gritou ela.

— O que estava acontecendo aqui? Como se atreve a responder seu futuro marido dessa forma, Camarã? — disse seu pai, saindo do quarto e indo na direção dela. Quando a alcançou, deu-lhe um tapa no rosto.

Ela arregalou os olhos e tocou a parte do rosto que ardia. Em seguida seus olhos caíram sobre Hector com ódio estampado. Ele a encarava com uma leve expressão de culpa. Ainda incrédula, saiu da sala, indo direto para fora, onde estava o cavalo. Hector a seguiu para partirem. Ela não pediu desculpas a nenhum dos dois.

— Se tivesse me deixado explicar o motivo de irmos em um único cavalo — falou ele, mas antes que terminasse, ela o interrompeu.

— Não perca seu tempo; já conseguiu o que queria, está satisfeito? — ela mostrou o rosto vermelho.

Os dois montaram no cavalo e cavalgaram em silêncio. O porto onde a cerimônia se iniciava era distante do centro da cidade, e levariam de cinco a seis horas de viagem. Em grande parte, o caminho era deserto, perto das praias, e assim era mais fácil se locomover na direção certa. Camarã pretendia ficar em silêncio a viagem toda, e mesmo que quisesse falar não conseguiria. Seu coração parecia que ia sair pela boca. Era uma mistura de sentimentos. Nunca havia ficado tão próxima de Hector, e o fato de estar sentada no cavalo de modo que o corpo dele a cobria por inteiro não ajudava em nada. Sua cabeça não parava de pensar em como era sentir o calor de outro corpo. Seus devaneios foram interrompidos por um grande solavanco que o cavalo deu. À sua frente havia três homens mascarados e armados.

— Fique atrás de mim — falou Hector, fazendo com que ela ficasse totalmente coberta da visão dos três homens.

— Olha o que temos aqui! Uma feiticeira e lindas joias! Não sei o que é mais valioso: sua cabeça ou os brincos que ela carrega — falou um dos homens, alto, de pele clara.

— Tenho a certeza de que vocês não levarão nada hoje, rapazes, e quando eu terminar, terei três cabeças; será que valem alguma coisa? — falou Hector, com um sorriso no rosto. Ele era um excelente guerreiro.

— Acredita mesmo que pode vencer? Somos três e você é apenas um! Passe logo a garota para cá e o pouparemos.

— Vamos fazer um acordo. Dou os brincos e vocês nos deixam ir — disse ela, saindo da sombra de Hector.

— Você não irá entregar nada a eles — ele disse, estendendo o braço para segurá-la atrás dele.

— Deixe de ser orgulhoso, Hector.

— Está mesmo duvidando da minha capacidade de te proteger? Trarei a cabeça de cada um deles para você — falou Hector, visivelmente irritado.

— Vamos, estou ficando sem paciência. Passe a garota ou ataque de uma vez!

Hector não entregaria Camarã àqueles homens e não aceitaria uma derrota. Sabia que os três não tinham chance contra ele. Era visível que nenhum possuía qualquer habilidade com a espada, e seria uma luta rápida. Ele avançou.

Camarã não estava entendendo o que estava acontecendo. Quando saíra pela janela mais cedo, havia encontrado os três homens e proposto um acordo. Eles simulariam o seu sequestro, ela conseguiria aproveitar a noite na cerimônia sem o guerreiro e ainda provaria para ele que não podia protegê-la. Mas ao que parecia, os homens não queriam apenas a quantia em dinheiro que ela havia oferecido; queriam mais, e sabiam que tê-la nas mãos seria muito mais vantajoso. Ela não poderia contar a Hector que havia cometido um erro. Ela podia não gostar muito dele, mas não o desejava mal. E não podia usar magia para ajudá-lo. Não era permitido usar magia para machucar, só para curar. Ela poderia acessar o seu poder interno, mas para isso teria de encarar suas sombras, o que era um processo muito perigoso, muitas vezes sem volta. Ela pegou uma espada que estava presa no cavalo e foi para o lado de Hector.

— O que está fazendo? — perguntou Hector.

— Não ficarei só olhando. Afinal, é a mim que eles querem, e vamos dar a eles o que merecem — falou ela com um sorriso.

— Vocês três irão se arrepender! — falou ela, partindo para cima de um dos homens, deixando os outros dois para Hector.

Camarã nunca havia lutado fora dos campos de treinamento, mas era como se fizesse isso o tempo inteiro. Conseguiu golpeá-lo várias vezes. Com facilidade o derrubou e, sem pensar, cortou seu pescoço. Quando terminou, viu Hector encostado no cavalo, observando. Ele havia derrotado os dois homens minutos antes dela, mas ela estava tão embriagada pela adrenalina que nem percebeu.

— Acabou de matar o seu primeiro homem; como se sente?

— Me sentiria melhor se fosse você debaixo da minha espada — falou ela, com um sorriso provocativo.

— Primeiro teria de conseguir me derrubar, o que nunca vai acontecer — falou ele, montando no cavalo e estendendo a mão para que ela montasse.

— Não acha mesmo que vou subir aí, né? Tenho três cavalos à minha disposição — falou ela, montando em um dos cavalos dos ladrões.

— É melhor saber correr — falou ele, saindo em disparada.

Talvez um dia pudesse gostar de Hector, pois nesse momento não se sentia presa por ele, mas livre. Camarã disparou para ultrapassá-lo. Correr livremente era tão satisfatório que nem viram as horas passando. Haviam chegado perto do porto, mas ela estava toda suja de terra e sangue.

— Vamos parar aqui para você se limpar — falou Hector, apontando a parte deserta da praia.

— Vire-se e espere aqui.

Camarã caminhou para perto da água. Ainda era madrugada e estava tudo deserto naquela parte da praia. Ela se despiu e mergulhou, soltando um gritinho por conta da água gelada. Preocupado, Hector se virou e a viu completamente nua. Sua pele era branca como leite, e com a luz da lua parecia uma pintura. A água estava muito fria, o que a fez ser rápida. Quando começou a sair da água, Hector ainda a observava. Ela era perfeita. Naquele momento não existia nada mais lindo que ela. Conforme ela se aproximava ele percebeu o que estava fazendo e se virou novamente.

— Estou pronta, podemos ir — falou ela, passando por ele.

Ambos montaram nos cavalos e seguiram para o porto em silêncio. Hector só conseguia pensar no que havia visto. Nunca tinha olhado para Camarã daquela forma. Sempre a vira como uma garota mimada que não sabia seguir regras, selvagem, mas nunca como uma mulher. Não foi apenas o fato de vê-la sem suas vestes que chamou sua atenção, mas também ver como era independente até mesmo nas situações mais perigosas. Ela era livre, livre como ele nunca seria. Talvez por isso, às vezes a odiava; queria ser como ela. Era confuso. Ele foi criado para acreditar que as mulheres não deviam ser independentes. Muitas delas eram donas de casa, e seus maridos forneciam o sustento e a segurança. Mas isso não aconteceria com Camarã. E depois de vê-la tão livre e feliz, jamais seria capaz de aprisioná-la; teria de aprender a lidar com isso.

Chegando ao porto, já estava clareando, e o sol começava a nascer. Camarã deixou que Hector amarrasse os cavalos. Ele a acompanhou até o navio e disse:

— Após a cerimônia me encontre no local em que fazem as oferendas aos deuses.

Ele mal conseguia olhar para ela, como era possível gostar dela? Eles viviam brigando, e muitas vezes ele a odiava; ou será que sempre teve sentimentos por ela mas não queria assumir? O fato era que estava olhando para ela de forma diferente.

— Certo, estarei lá — falou ela, saindo.

A cerimônia foi longa. As mulheres haviam terminado de tecer o manto de Minerva, um bordado que era colocado sobre as estátuas e imagens da deusa Atena com o intuito de trazer beleza, força e majestade. Camarã aproveitou que o manto estava pronto, e que as demais mulheres começaram a carregar os cestos com utensílios para as oferendas, para sair de fininho. Iria para o lado oposto do combinado com Hector para aproveitar a festa. As horas anteriores foram agradáveis, mas ainda assim ele era um pé no saco.

Após passar por várias pessoas que apreciavam a comemoração, ela encontrou um grupo de jovens que aparentavam ter a mesma idade que ela. Eram três garotas e um garoto, e pareciam muito felizes dando risadas. Provavelmente estavam sob efeito do vinho; os quatro seguravam taças de metal e estavam parados na areia bem próximo da água do mar.

— Com licença. Vocês parecem muito animados. Sou Camarã e estou fugindo do meu noivo; importam-se de eu me juntar a vocês? — disse ela com graça.

— Seu noivo deve ser muito chato mesmo. Prazer, Theo. Estas são Leda, Elektra e Olympia, minhas irmãs. Todos os anos preciso acompanhá-las para que encontrem um marido — falou o rapaz, dando um sorriso malicioso.

Ele era alto, e sua pele tinha um tom de café. Cabeça raspada, e seus olhos tinham um tom de caramelo. Ele era muito bonito. As irmãs não eram muito diferentes dele, a não ser pelos cabelos compridos. Elas mal olharam para Camarã. Estavam mais atentas aos rapazes que passavam por elas.

— É um prazer. Sorte a delas. Pelo menos podem escolher com quem casar; mas e você, não pretende se casar?

— Nossos pais estão sempre tentando me arrumar uma noiva. Acreditam que eu já deveria ter arrumado uma esposa, mas ainda sou muito jovem. Quem sabe daqui a uns dois anos, quando completar vinte? — falou ele, dando uma risada.

— Bom pra você — falou ela, sem graça, pela forma que ele a olhava. Parecia a devorar com os olhos.

— Se me permite, vou buscar mais vinho. Trarei para você — falou Theo, saindo.

Camarã observou Theo se afastando. Ela amava essa sensação de liberdade, conhecer pessoas na praia ouvindo o barulho do mar. Conforme ele se afastava ela se permitiu por um instante virar e ver o mar, mas de repente sentiu que alguém estava atrás dela, consideravelmente perto para sentir sua respiração no pescoço; ela ficou paralisada.

— Você é tão bonita de costas como é de frente, sabia? — falou Theo indo para a sua frente e oferecendo a taça de vinho.

— Muito indelicado da sua parte.

Tomou um longo gole do vinho, e no momento em que engoliu sentiu um sabor conhecido, que não era do vinho. Era ópio, mistura de substâncias extraídas da papoula com propriedades hipnóticas e sedativas, muito comum nas celebrações e cultos aos deuses.

— Você está bem? — perguntou Theo, segurando-a pelo braço.

— Você... colocou... — falou ela, de forma lenta e pausada.

— Do que está falando? Venha, vou te levar para um lugar mais reservado — falou Theo, com um sorriso malicioso.

Theo a segurava para não cair enquanto a levava para uma parte mais deserta da praia. Longe da festa o barulho das ondas quebrando era maior. Ela não estava inconsciente, mas não era capaz de fugir.

— Ei, você, largue a moça! — falou uma voz masculina atrás deles. Theo se virou.

— Quem é você para me obrigar?

— Sou o noivo dela. Agora largue-a e siga o seu caminho, antes que perca sua cabeça — falou Hector com raiva.

— Deveria cuidar melhor das suas coisas — disse ele, largando Camarã na areia.

Hector se aproximou, levantando-a para que ficasse sentada, mas ela estava muito mole. Então se sentou e a colocou entre suas pernas para poder apoiá-la entre os braços. Ficaram ali até anoitecer. Ele estava furioso, mas naquele momento seu único desejo era que ela ficasse bem. Depois iria atrás de quem fez isso com ela. Marcou bem na memória os traços do homem: ele pagaria. Camarã dormiu todo esse tempo sob o efeito da droga. Ao acordar, estava muito envergonhada, mas não admitiria.

— Podemos ir embora agora?

— Não, primeiro você precisa comer algo e se hidratar, depois vamos falar sobre o que aconteceu hoje, e só então iremos embora — falou Hector de forma ríspida.

— Não, nós não vamos falar sobre, não temos nada para falar.

— Não temos nada para falar? Você se acha no direito de fazer o que quer sem nenhum respeito ou consideração aos outros; tem noção do que senti quando não te encontrei? Não, você não tem, pois só pensa em si mesma!

— Eu não pedi que viesse, foi uma escolha sua, sei me virar muito bem sozinha!

— Realmente, deu para perceber como sabe se cuidar quando aquele cara estava te carregando para fazer o que quisesse com você enquanto estava drogada — falou Hector, se aproximando.

Camarã ficou em silêncio.

— Como você pode ser tão inocente? Você é uma feiticeira, conhece diversas ervas, e não pensou em verificar a bebida antes de tomar? Você se deixou levar pela luxúria, como sempre — falou ele, segurando o rosto dela com as duas mãos. Ela continuou em silêncio, o encarando. Então ele a beijou, com uma mistura de raiva e delicadeza. Ela o tirava do sério, mas ele estava se apaixonando. Ela o desafiava, o que mexia muito com ele.

— O que está fazendo? — falou ela, o empurrando para longe.

— Me desculpe Camarã, não era a minha intenção. Não consigo pensar direito quando estou perto de você, me tira do sério. Vamos pegar algo para você comer e vamos embora — falou, envergonhado.

Ela não iria admitir, mas nunca havia beijado ninguém. Sua boca formigava, o coração batia muito rápido e era difícil respirar. Não poderia gostar dele.

Os dois não falaram nada durante todo o caminho de volta. Na verdade, nenhum dos dois estava pensando direito. Como era possível odiar e amar uma pessoa?

Chegando em casa, ela nem mesmo se despediu dele. Entrou sem olhar para trás, correu para o quarto e fechou a porta. Sentia algo estranho; nos lábios ainda conseguia sentir a boca dele.

***

Dias se passaram sem que eles sequer se vissem. Camarã estava evitando encontrá-lo; talvez assim fosse mais fácil esquecer o que aconteceu. Hector sempre a procurava nos treinamentos, mas não a encontrava. Sempre que ia à casa dela, a criada informava que ela não estava. Mas ele precisava falar com ela, precisava beijá-la novamente.

As noites eram quentes, por isso as casa eram altas, com os quartos sempre no segundo andar. Assim poderiam dormir com as janelas abertas para refrescar. Hector teria de escalar para entrar; não devia ser tão difícil, já que a propria Camarã fugia por lá. Procurou coisas em que pudesse escalar. Notou pequenos buracos que provavelmente ela tinha feito para subir e descer, como uma escada. Ela era inteligente e muito talentosa em tudo o que fazia: os buracos foram feitos de forma a ficar quase imperceptíveis. Subindo lentamente para não fazer barulho, Hector chegou à janela dela. Quando pulou para dentro, ela o surpreendeu com uma adaga no pescoço.

— Camarã, sou eu, Hector, abaixe essa adaga! — falou ele, levantando as mãos.

— Como chegou aqui?

— Do mesmo jeito que você faz quando sai pela janela.

— Não do mesmo jeito, não faço tanto barulho assim — falou ela, rindo.

— Gosto de ver você sorrindo.

No mesmo momento ela parou de sorrir.

— O que quer aqui, Hector?

— Precisava te ver. Você tem fugido de mim. Não consigo me esquecer daquele dia, não consigo me esquecer do sabor da sua boca. Preciso saber se também se sente assim.

Ele se aproximou dela.

— Não, eu não sinto o mesmo, é melhor você ir embora — falou ela, sem coragem de o encarar.

— Fale olhando nos meus olhos, Camarã — falou ele segurando o rosto dela com as duas mãos, como na primeira vez.

Ela não conseguia dizer nenhuma palavra. Ele então a beijou como na praia, mas dessa vez ela não o empurrou. Ela também queria, e se odiaria por isso, mas desejava aquilo tanto quanto ele. Ele a encostou na parede, e parecia que a devoraria ali mesmo, tão selvagem quanto ela, sem pudor nenhum. Camarã enroscou os dedos no cabelo dele, puxando-o cada vez mais perto. Era possível sentir cada detalhe do corpo dele no seu. Hector desceu as mãos para suas pernas, abrindo-as e a levantando para que se enroscassem em seu quadril. Ele a queria por inteiro, mas sua honra não o permitia ir tão longe. Então ele a colocou na cama e se afastou; os olhos dela eram pura selvageria e desejo.

— Não podemos, não agora; preciso ir — disse ele, saindo pela janela.

Nesse momento ela se lembrou do motivo de odiá-lo tanto; sempre tão certinho, cheio de moral e honra! Camarã dificilmente seguia regras. Seu espírito era livre; talvez um dia ele também poderia ser.

Havia um mês que Hector entrava todas as noites pela janela de Camarã. Eles passavam a noite se beijando, mas fora do quarto eles continuavam como se odiassem um ao outro; ela não queria dar o braço a torcer e aceitá-lo socialmente, mas tinha de admitir que já o amava.

***

NOVE ANOS DEPOIS

Depois de algum tempo calada, ela continua.

— Hector era do tipo protetor, certinho, seguindo sempre as regras e honrando acordos. Eu era livre, selvagem e irresponsável, o que fazia os conflitos surgirem. Mas depois daquele beijo sabíamos que estávamos no lugar certo e que pertencíamos um ao outro. Nós nos casamos quando completamos dezenove anos, e vivemos juntos por mais três anos.

Ela sentiu um nó na garganta, mas permanecia com os olhos fechados, e continuou:

— Dois anos atrás, Hector foi convocado quando Corinto e Megara entraram em guerra por causa da fronteira entre elas. Megara procurou apoio de Atenas, que prontamente aceitou participar da guerra, e Esparta reagiu à interferência do nosso exército, apoiando os coríntios. Quando Hector saiu para a guerra, nos despedimos como sempre, nunca dizendo adeus, mas sempre 'até logo'. Meses se passaram desde a sua partida. O tratado da Paz dos Trinta Anos foi assinado, e todos comemoramos o fim da guerra. Como sempre, todos os dias esperava a porta se abrir e Hector entrar por ela, mas ele nunca entrou — ela falou com dificuldade.

— Depois de um mês do tratado, recebi a visita de dois guerreiros que lutaram com Hector na guerra. Contaram que ele havia sido capturado em uma emboscada espartana e foi torturado até a morte. Então, não, Hector não partiu meu coração; a morte dele me despedaçou — falou ela, abrindo os olhos e encarando as ondas.

O rei colocou a mão no queixo para olhar nos seus olhos, enxugou as lágrimas que escorriam e então a beijou. O beijo era doce, como se engolisse toda a sua dor. Naquele momento, toda dor foi acolhida.

— Não posso fazer isso — disse ela, dando passos para trás.

— Deixe-me ajudar a carregar essa dor. Deixe-me fazer parte da sua vida. Venha comigo para Erétria e deixe para trás tudo que te faz lembrar desse dia terrível. Hector sempre fará parte de você, Camarã, mas isso não quer dizer que precisa doer para sempre. Venha comigo, seja livre novamente — falou ele, segurando seu rosto com as duas mãos.

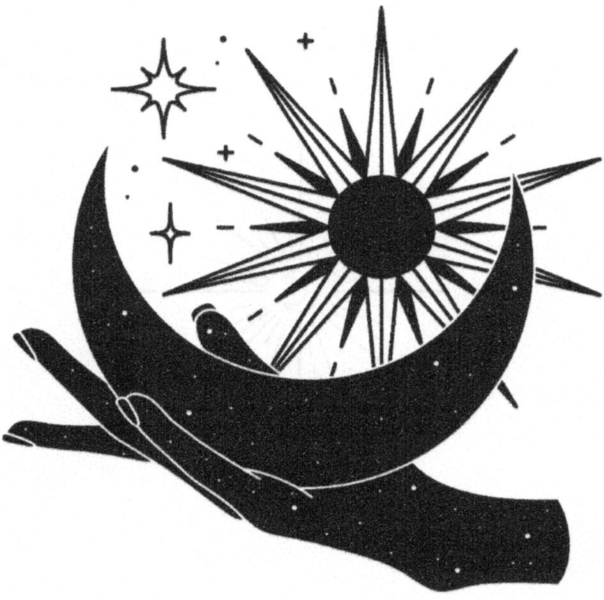

2

Eros era um jovem rei de 26 anos, casado com Hera, uma jovem espartana de 20 anos, alta, de cabelos castanhos e olhos escuros. Sua beleza era mais comum, mas não deixava de ser admirada pela corte. Fora prometida desde o nascimento como forma de firmar uma aliança entre Esparta e Erétria. Era uma mulher muito ciumenta e com sede de poder, por isso a aliança com Eros era importante: ela queria um homem poderoso. Para evitar que o rei tivesse várias mulheres, era capaz de cometer as maiores proezas.

Quando o rei trouxe Camarã para o reino, Hera não ficou contente, mas acreditou que, assim como as outras amantes de Eros, essa duraria poucos meses.

O maior desejo dela era gerar um herdeiro para garantir totalmente sua posição no trono. Mas engravidar estava sendo um grande problema, principalmente depois da chegada da amante. Hera não passava de uma peça figurativa.

A rainha planejava dar um fim em Camarã, mas Eros estava tão obcecado por ela que não seria fácil livrar-se dela. Hera tinha a virtude de ser paciente e esperar o momento certo para dar o bote. Pobre Camarã, se arrependeria de ter conhecido o rei.

Camarã se encantara com o reino de Erétria. Lá os dias eram longos e a noite demorava a cair. Por estar rodeado de água, chovia muito, e a vegetação era muito viva e colorida. As pessoas que lá viviam pareciam ser extremamente felizes, e o rei, de fato, era um homem muito bom, sempre preocupado com seu povo. As ruas eram de pedra, com casas de tijolos e telhas de barro, mas o que mais a encantava eram as flores. Todas as pessoas do reino cultivavam flores de diversas cores, o que deixava as ruas muito coloridas. Outra coisa que a deixava extasiada era a segurança, Eros disponibilizava uma grande quantidade de guardas para a proteção da população. As crianças corriam livremente e o comércio era farto. A beleza do reino atraía muitos visitantes.

Com o passar do tempo, Camarã desenvolveu um afeto por Eros, mas acreditava que não poderia se apaixonar novamente. E o rei nunca exigiu isso dela. A proposta era ser livre novamente, mas ela se sentia fisicamente atraída por ele. Sempre que ele a beijava, era como se a dor sumisse. Ela poderia acostumar-se com essa vida, mesmo que precisasse esconder sua verdadeira natureza. Eros não era a favor do uso da magia, a não ser em casos extremos, e jamais se relacionaria com uma feiticeira, mas talvez para esquecer a dor ela precisasse mesmo fingir ser uma pessoa diferente.

Eros era um homem bom, e estava sempre por perto de Camarã. Já fazia dois anos que ela aceitara ir embora com ele. A cada dia que passava ela gostava mais dele. Talvez o amasse, mas não queria admitir. Ele era como uma luz no meio de toda a escuridão que habitava nela desde a morte de Hector. Ainda doía lembrar-se dele, mas sabia que havia feito a escolha certa ao sair de Atenas e viver uma nova vida; era isso que ele iria querer para ela.

O rei e Camarã dormiam quase todos os dias juntos. Era incrível acordar ao lado dela. Se a união com Esparta não fosse tão importante para a segurança do reino, ele certamente a tomaria como esposa, devolvendo Hera à família por ainda não lhe ter dado um herdeiro. Estavam casados há quatro anos, tempo demais para não ter um herdeiro. Mas Eros era um homem bom e não a devolveria por isso, pois sabia que Camarã nunca aceitaria casar-se.

— Eu te amo, Camarã. Mesmo que não me ame, eu amo você desde a primeira vez que te vi. Você me devolveu uma vida, vida que nunca imaginei ter — falou Eros, acordando Camarã com um carinho no rosto.

— Eros, você violou todos os meus objetivos. Eu não queria amar, mas talvez eu ame, só não consigo admitir. Mas quero que saiba que salvou a minha vida — falou Camarã, olhando para ele com lágrimas nos olhos. — Naquele dia, em Atenas, eu estava lá por um motivo de que não me orgulho. Queria me entregar para o mar e deixar que ele me levasse, mas você apareceu logo após a cerimônia, e aquele beijo foi como um fio de esperança — falou ela, enquanto ele a abraçava e beijava o topo da sua cabeça.

— Se depender de mim, você nunca mais vai se sentir daquela forma — ele a abraçou mais forte.

Após quatro anos vivendo no reino de Erétria, Camarã engravidou. Mesmo não querendo se casar, sempre quis ter um filho, não queria deixar sua linhagem morrer. Não teve essa oportunidade com Hector, mas amava Eros, e ele seria um ótimo pai também.

Ninguém sabia sobre a gravidez. Passou o dia todo pensando em como contar a Eros. Já era noite, e ela entrou no quarto. Ele estava perto da lareira, bebendo vinho.

— Eros, o que você mais quer na vida?

— Bem, ficar para sempre com você e ter um herdeiro para assumir o reino — respondeu ele, achando estranha a pergunta.

— E se eu disser que agora você tem os dois? — ela sorriu.

— Você está grávida? — perguntou ele, levantando-se da poltrona.

— Sim, venho me sentindo mal e minha regra está atrasada.

— Pelos deuses, eu vou ser pai?! — falou ele, pegando-a no colo e girando.

— Vou ficar enjoada! — gritou ela, batendo no ombro dele.

Eros a colocou no chão e foi até a porta.

— Mande que preparem um dia inteiro de festa para amanhã! — falou ao guarda.

— Se me permite, qual a ocasião, Majestade? Deseja algo especial?

— EU VOU SER PAI, VOU SER PAI! — gritou ele, entrando no quarto novamente.

Naquela noite Hera estava em seu quarto, bebendo vinho próximo da lareira. Antes de Camarã chegar, ela costumava sentar-se assim com Eros. Sem bater, uma criada entrou às pressas no quarto da rainha.

— Não batemos mais na porta, Dione?

— Me perdoe, Majestade, mas o que tenho para falar não pode esperar. O rei anunciou um herdeiro e pediu uma grande comemoração — falou a criada, abaixando a cabeça.

— Então a amantezinha engravidou. Isso quer dizer que minha coroa corre perigo — falou ela, nervosa.

— Posso fazer algo, minha senhora?

— Chame Aretha imediatamente.

Aretha era a curandeira do castelo, extremamente leal à rainha. Hera sempre foi esperta e criou alianças com pessoas que lhe seriam úteis um dia. Alguém bate na porta e ela ordena que entre.

— Majestade, como posso ser-lhe útil? — perguntou Aretha.

— Camarã está grávida.

— Posso drogá-la para que aborte, ou até mesmo dar um fim nela e na criança.

— Não, seria muito óbvio. Eros não é tolo, e se algo grave acontecer com ela, ele irá pedir minha cabeça. Não seria a primeira vez que me livro de uma amantezinha, mas nunca o vi tão obcecado por uma mulher, e precisamos ter cautela. Apenas use alguma droga para ela parecer doente, a ponto de Eros não poder visitá-la.

— Sim, minha senhora.

— Use uma erva que só é cultivada aqui, devido ao clima. Não sabemos qual o conhecimento dela sobre as ervas, nem sabemos nada da sua vida em Atenas.

— Vou preparar as ervas para iniciarmos a intoxicação. Em poucos dias ela ficará de cama, muito sonolenta. Não afetará nem o bebê nem ela, mas impedirá que o rei tenha contato com ela. Se me permite perguntar: como isso irá ajudá-la?

— Eros não se deita comigo mais. Depois de anos, ele desistiu, e com Camarã por perto ele não precisa de mim. Mas com ela isolada, posso pelo menos embriagá-lo para que se deite comigo. Se eu engravidar, o bastardo não será ninguém, e eu fico segura.

Seria difícil engravidar, mas ela buscaria até a última alternativa para que isso acontecesse. Antes de Eros partir para as Panateneias, em Atenas, Hera acreditava estar conseguindo chamar a atenção do rei. Ele era cordial e até mesmo carinhoso, visitava-a com mais frequência, e tinham longas conversas. Mas desde a chegada de Camarã ele a tratava apenas como um acordo, uma aliança. Ela podia ter perdido a atenção do rei, mas não perderia o trono. Jogaria sujo.

Camarã não se sentia bem há dias. Dormia a maior parte do tempo, e quando estava acordada tinha náuseas e dor de cabeça. A curandeira disse ao rei que ainda não sabia identificar qual a doença de Camarã, e pediu que ele ficasse afastado nos dias seguintes. Era torturante ficar longe da amante. Queria abraçá-la, mas os deveres como rei não lhe permitiam adoecer também. Então lhe enviava cartas diariamente.

Hera, como uma boa esposa, buscou consolar o rei. Queria se aproximar dele ao máximo, mas ele não permitia. Não se deitava com ela, mas isso não era problema para ela. Todas as noites a criada envenenava o vinho do rei e Hera aproveitava para ir até o quarto e se deitar com ele. Após um mês fazendo o rei se deitar com ela, Hera engravidou. Ela fazia questão de dormir na cama do rei, para que ele acordasse e a visse.

— Meu rei, eu sabia que era apenas uma questão de tempo e dedicação para que fosse possível realizar seu maior desejo. Estou grávida, e agora terá um herdeiro de verdade!

— Quantas vezes já falei para não se deitar na minha cama, Hera? Já havíamos conversado que nosso casamento é uma conveniência, aceite! — falou ele com raiva. — Espere, está grávida? Isso é incrível! Terei dois filhos! Mas não se refira ao meu outro filho como se não fosse meu herdeiro. Eles terão os mesmo direitos. Agora saia daqui. Preciso ver Camarã. Caso ela não melhore, irei dispensar Aretha e buscar a melhor curandeira para ela — falou ele, com desgosto.

Hera saiu do quarto furiosa e foi encontrar Aretha na enfermaria, que ficava do lado externo do castelo, próximo ao campo de treinamento e aos estábulos, para facilitar quando alguém se feria.

— Aretha, dê o antídoto a Camarã.

— A senhora está grávida, Majestade?

— Apenas dê o antídoto a ela — falou a rainha, e saiu.

Em poucos dias Camarã estava bem e o rei não vira mais Hera. Nem mesmo com a gravidez se importava com ela; apenas fazia perguntas à criada sobre a gestação. Eros era um homem bom, mas sabia que Hera não era o doce de pessoa que aparentava ser. Criaria seu filho, mas não seria seu marido.

***

Nove meses se passaram, e Caramã entrou em trabalho de parto. Nesse mesmo momento, o rei foi informado sobre uma tentativa de invasão pelo lado leste da ilha, e precisaria ir até lá. Tentou de todas as formas não sair do lado de Camarã, mas ela falou que ele fosse, pois o reino era o mais importante agora. Veria a criança quando retornasse. Foram horas de parto, e ela perdeu muito sangue, ficando muito fraca, o que a fez apagar antes mesmo de ouvir o bebê chorar. Ela dormiu por uma semana inteira. Sempre que acordava, era drogada para voltar a dormir; precisava se recuperar.

***

Hera entrou em trabalho de parto quatro dias após Camarã. Deu à luz uma menina, e como de costume, não a nomeou sem a presença do rei. Ela estava radiante.

***

O rei levou cinco dias para chegar à fronteira leste do reino, e mais dois para fazer uma varredura no território leste, mas não encontraram nada, nem mesmo indício de que um grupo de invasores esteve ali. Talvez fosse um alarme falso ou algo maior que isso, mas não tinha tempo de investigar. Precisava voltar.

***

Após duas semanas fora, o rei retornou ao castelo. Quando chegou, a primeira coisa que queria fazer era ver Camarã e o bebê, mas, chegando lá, ela estava dormindo e não havia nenhum sinal da criança. Mandou que chamassem Aretha.

— Aretha, onde está o bebê?

— Sinto muito, Majestade, o bebê não sobreviveu ao parto.

O mundo dele parou. Caiu de joelhos no chão com as mãos no rosto e começou a chorar. Nunca ninguém havia visto o rei dessa forma.

— Como ela reagiu? — perguntou ele.

— Ela ainda não sabe. Perdeu muito sangue no parto e a estamos mantendo sob efeito de drogas. Achamos arriscado contar a ela no estado em que estava. Tão fraca, deve demorar mais algumas horas para acordar. A criança foi cremada como todos aqueles de sangue real; suas cinzas estão no templo junto com as demais.

— Saia daqui, SAIA DAQUI! — gritou ele. Sua dor não tinha tamanho. Como iria contar a ela que a criança não havia sobrevivido? Ela suportaria mais uma grande perda?

O rei se lavou, trancou a porta e se deitou ao lado de Camarã. Esperaria ela acordar. Queria se recompor para poder acolhê-la, mas a dor era tão grande que não parava de chorar.

Algumas horas depois, Camarã acordou. Ele colocou a mão em seu rosto e a beijou.

— Você voltou! Onde está nosso bebê? — perguntou ela, ainda sonolenta e se sentando na cama.

— Camarã, infelizmente... — ele começou a falar, e foi interrompido pelo choro dela.

— NÃO, NÃO FALE, NÃO FALE!

— Camarã... — chamou ele, tentando abraçá-la.

— Não, isso não pode ser verdade! Onde está? Onde está? — falou entre soluços.

— Camarã, você dormiu por duas semanas inteiras. Cheguei hoje e já haviam cremado o bebê — falou ele, chorando e se aproximando dela na cama.

— Nós nem mesmo lhe demos um nome. Era uma menina ou um menino? Nem mesmo sabemos isso, não podemos ver o seu rostinho — falou ela, aos prantos.

Ela tentou se levantar, mas caiu no chão. Suas pernas estavam fracas após ficar duas semanas em coma induzido pelas drogas que lhe deram. Eros tentou levantá-la, mas ela se recusou. Abraçou os seus joelhos e ficou ali mesmo até a dor a consumir por completo.

Alguém bateu na porta. Eros abriu, e uma criada informou que a rainha queria vê-lo. Ele negou, não podia abandonar Camarã nesse momento.

— Majestade, me perdoe, mas é sobre sua filha, a rainha quer que a conheça — falou a criada.

— Minha filha?

— A rainha entrou em trabalho de parto poucos dias após Camarã. Apesar do parto prematuro, ela e a criança estão bem.

— Vá, Eros, conheça sua filha e lhe dê todo o amor que puder, por favor — falou Camarã.

— Não posso te deixar aqui sozinha. Hera e a criança estão bem, posso vê-las mais tarde. Agora preciso ficar com você.

— Por favor, Eros, por favor! — falou ela, chorando. Camarã continuou no chão o resto do dia. No tinha forças para se mover. Sua única chance de ter um filho se foi, e não havia nada que Eros pudesse fazer para tirá-la desse buraco. Quando perdeu Hector, não imaginava que seria feliz outra vez, mas o tempo com Eros lhe provou o contrário. Era possível amar mais de uma pessoa por vez, mas duas das pessoas que ela mais amava haviam partido cedo demais, e ela não sabia como lidar com tudo isso.

***

Quando amanheceu, ela ainda estava no chão. Tentou se levantar, mas estava muito fraca. Chamou a criada para ajudá-la a se lavar. Não havia nenhum sinal de Eros desde o dia anterior. Uma parte dela ficava feliz por ele poder desfrutar esse momento. Ele sempre quis ser pai e seria um pai maravilhoso. Passou os próximos sete dias deitada e não recebeu sequer uma visita de Eros. Isso a despedaçava cada vez mais. O homem que ela amava e que dizia amá-la a abandonou para sofrer o luto sozinha. Isso a fazia duvidar do amor de Eros. Será que ele realmente a amou ou apenas queria um herdeiro? Ela não sabia e não buscaria saber nesse momento.

Mais dias se passaram enquanto ela sofria. Escreveu uma carta aos pais e pediu ao mensageiro que a entregasse. Sabia que demoraria dias até os pais a receberem, e mais alguns até a resposta. Esperava que fosse positiva e os pais a aceitassem novamente. Após a morte de Hector ela havia voltado para a casa de seus pais, mas quando decidiu ir embora com Eros para ser sua amante, seus pais não aceitaram a decisão, principalmente por Erétria ser aliada de Esparta. Mas esperava que devido à situação eles voltassem atrás.

Muitos dias se passaram, que ela nem contou. Muitos deles ela passava dormindo. Ainda não havia perguntado nada sobre o bebê e muito menos sobre Eros. O mensageiro enfim tinha voltado com a resposta dos pais de Camarã.

Filha, quando decidiu abandonar sua terra para se tornar a amante de um rei aliado de Esparta, manchou toda a reputação de nossa família. Agora que nos restabelecemos, não podemos aceitar seu retorno. Você fez sua escolha, ao invés de sua família, e precisa lidar com as consequências. Os deuses reconhecem a sua desonra e por isso negaram a você a dádiva da vida, encerrando assim toda uma linhagem. Nós a amamos, mas não podemos permitir que volte. Que os deuses a protejam.

A carta a quebrou mais um pouco. Estava sozinha, perdera seu herdeiro, perderia seu amante e sua família; não restava nada de bom para ela. Tudo aquilo que antes era luz se tornou trevas, um grande buraco negro levando tudo que um dia foi bom. O que antes era amor se tornou ódio, e o que era felicidade se tornou dor e sofrimento. Não era mais capaz de suportar tanta dor. Ela mergulhou no fundo do seu poder. Era primitivo, intenso e perigoso, mas estava disposta a beber desse poder mesmo que fosse o seu fim. Fora enganada pelo rei, que lhe fez juras de amor e por fim a deixou sofrendo sozinha. Sentia-se tola por ser capaz de se deixar amar novamente, mas nunca mais se deixaria enganar. Esconderia seu coração até que nem ela mesma o encontrasse. Desta vez não pensaria em tirar a própria vida. Precisava punir o rei.

Queria feri-lo de tal forma que a felicidade não fosse mais uma opção para ele. Precisava atingir o que ele mais valorizava ou amava: seu reino, pois sem ele não haveria mais rei, rainha nem herdeira. Mas para fazer isso teria de estar forte. Estava há muitos dias sem sequer se alimentar, mas ficaria forte e se vingaria.

Dois dias após a resposta dos pais ela estava pronta para partir, mas antes de ir dirigiu-se aos aposentos do rei. Era noite, e provavelmente Eros estaria dormindo. Ela passou pela guarda com facilidade, pois era algo que antes fazia com frequência, ir passar a noite com o rei. Entrou devagar, foi até a cama de Eros e se deitou ao seu lado. Ele acordou como se fosse um sonho.

— Camarã?

— Não esperava me ver, Eros? Cheguei a cogitar essa ideia e tentei voltar para casa, mas meus pais não me aceitaram.

Não sou mais bem-vinda na minha própria terra — falou ela, rindo com escárnio, enquanto montava sobre ele, prendendo seus movimentos e colocando uma adaga em seu pescoço.

— O que está falando? Aqui é a sua casa, ao meu lado, não quero que vá embora — falou ele, assustado.

— Casa é o lugar onde semeamos o amor, e aqui não existe amor; nunca existiu, não é mesmo? Era tudo um jogo de interesses, eu queria fugir da minha realidade e você queria um herdeiro. Ambos conseguimos, mas nenhum dos dois sairá feliz daqui. Ou melhor, você nunca mais sairá daqui — falou ela, com lágrimas nos olhos.

— Camarã, vamos conversar. Não entendo o que está falando. Passei todo esse tempo tentando te ver, mas todas as vezes que ia até seus aposentos a criada ou a guarda me informava que pediu que não me deixasse entrar. Acredite em mim — implorou Eros.

— Você só pode estar brincando! Você é o rei, e com uma única palavra faria seus homens derrubarem a porta se essa fosse sua vontade!

— Estava respeitando seu desejo. Você, melhor do que ninguém, sabe que sei respeitar seus limites, ou se esqueceu de quando chegou aqui? — perguntou ele, com lágrimas nos olhos.

— Eros, quando queremos algo, fazemos de tudo para conseguir, até mesmo fingir não ser quem somos de verdade — falou ela com desdém.

— Você age como se apenas você tivesse perdido uma filha. Mas eu também perdi, eu também precisava de você.

— Filha? Era uma menina? — disse ela, quase em um sussurro.

— Você nem mesmo buscou saber mais sobre nossa filha? Você foi até o templo?

— Não faça isso, não tente virar a culpa. Eu não devo satisfação a você, mas vou te contar uma história para que saiba o motivo de não ter ido. Muito tempo atrás, os deuses castigaram as feiticeiras. Elas não podiam engravidar mais de uma vez, podendo assim ter apenas um único herdeiro. Caso fosse uma menina, daria continuidade à linhagem. Se fosse um menino, era o fim da geração de feiticeiros daquela família. Os deuses fizeram isso para diminuir o número de pessoas com o dom da magia e manter o controle.

— Por que está me contando isso? O que isso tem a ver com o que aconteceu com a gente?

— Tem tudo a ver, Eros, exatamente tudo. A minha única herdeira morreu, aquela que daria continuidade à minha linhagem, e você não estava do meu lado. Eu amei você, Eros, fui contra todos os meus ideais e amei verdadeiramente você, mas hoje esse amor não existe mais. Só restou o lado feio desse amor, o ódio, a raiva, a mágoa.

— Não fale isso, Camarã. Eu amo você, acredite em mim. Não me importa qual a sua natureza, eu te amaria de qualquer forma — suplicou ele.

— Eu não posso acreditar em você. Deixei que esse buraco que existe em mim sugasse tudo, estou anestesiada e não sinto nada, a não ser ódio. Eu amaldiçoo todo o seu reino a duzentos anos de noite eterna. Nenhum humano pode ficar mais que dez dias longe do reino. Caso isso ocorra, a morte cairá sobre sua cabeça. E quanto a você, Eros, não se atreva a pôr os pés fora do castelo. Viva sua vida infeliz trancafiado — disse Camarã, sufocando o rei até que desmaiasse.

***

Eros acordou e estava escuro. Confuso, acreditava que tudo não passava de um sonho. Encontraria Camarã em seu quarto e juntos superariam o luto. Quando se levantou, vestiu seu manto e saiu de seus aposentos, as coisas pareciam normais. Conforme andava pelos corredores em direção ao quarto da amante, seu coração estava apertado, e esperava encontrá-la.

Chegando ao quarto, hesitou. O ar lhe faltava. O que aconteceria se não a encontrasse? Fechando os olhos, empurrou a porta. Ela não estava lá. Deixara para trás quase tudo que lhe pertencia. Na cabeceira da cama estava uma carta endereçada a Camarã. Ela havia procurado os pais. Ao ler a carta, Eros chorou. Como pôde ser tão tolo? Devia ter insistido e exigido vê-la.

De repente o castelo ficou agitado, e as pessoas pareciam confusas. Eros olhou pela janela. O sol não havia nascido, mas os galos cantavam como se o dia nascesse. Precisava reunir forças para proteger o reino diante de tudo o que viria acontecer. Ao sair do quarto de Camarã, o rei seguiu o corredor que dava para o pátio do castelo. Estava tão transtornado que nem mesmo reparou nas pessoas que o encaravam esperando respostas; precisava encontrar Eratos o mais rápido.

Chegando às torres de vigia, caminhou direto para a sala de Eratos. Sem muitos rodeios, Eros lhe explicou tudo o que Camarã havia falado quando lançou a maldição. De imediato o chefe da guarda organizou um grupo para percorrer o reino com a mensagem:

Eros, rei de Erétria, informa que a partir de hoje o sol não nascerá mais, e as noites serão eternas. O reino foi amaldiçoado por duzentos anos de noites eternas. Não é permitido ficar mais de dez dias fora do reino. O rei ajudará com a proteção necessária para que todos sigam suas vidas.

Eros não tinha forças para lidar com a situação, além de não poder sair do castelo. Ordenou então que Eratos tomasse todas as providências necessárias, principalmente garantir que a magia fosse totalmente banida do reino. Em seguida o rei voltou para os seus aposentos e se afundou na culpa. Daquele dia em diante o vinho seria seu melhor companheiro.

O rei não ouviu falar de Camarã, mas era impossível esquecê-la. Ele a amou, ele ainda a amava. Queria poder explicar tudo a ela, e a queria de volta.

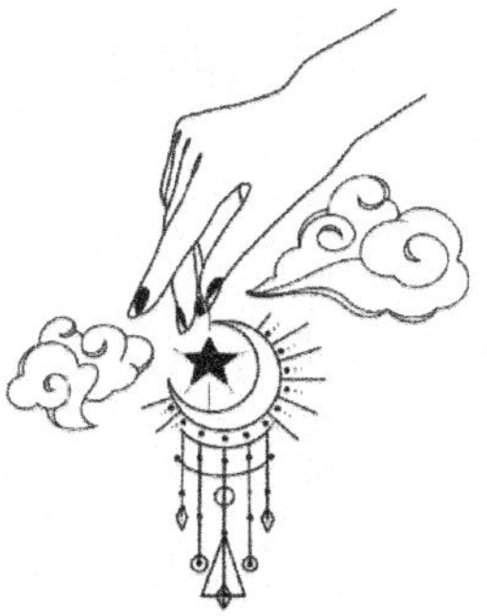

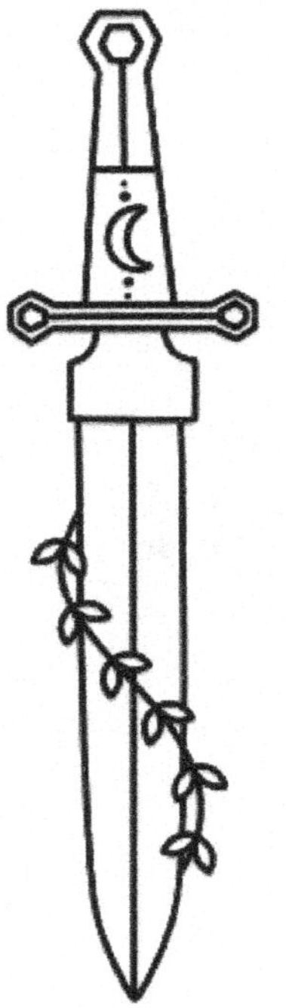

3

DEZESSETE ANOS DEPOIS

A princesa Heméra cresceu na escuridão, mas sempre fora capaz de enxergar além das sombras. Sua mãe, a rainha, contava que seu nome fora concedido pela deusa Heméra. O nome se encaixava perfeitamente na princesa, ela era perfeita: união da pureza da luz e a beleza das trevas, pele extremamente branca, cabelos negros como a noite, olhos profundos e escuros, a não ser pelo anel dourado em volta de sua íris Seus lábios eram vermelhos como uma rosa, sua beleza era muito peculiar.

O que a mãe não tinha contado é que quando Camarã amaldiçoou o reino, a rainha Hera buscou a ajuda da deusa Heméra para quebrar a maldição.

***

— Deusa Heméra, guardiã dos umbrais e dos portais entre o mundo da luz e o mundo das trevas, filha de Nix e Érebo, junção da noite e das trevas, aceite nossa oferenda e nos ajude a quebrar a maldição lançada sobre nós por uma terrível feiticeira — disse a rainha, erguendo aos céus um baú cheio de riquezas mundanas.

— Por que deveria atender seu pedido? — argumentou a deusa.

— Você, como a personificação da Luz, aquela que permeia entre a luz e as trevas, é a única capaz de quebrar essa terrível maldição — disse Hera.

— Uma maldição criada a partir da dor de uma mulher não pode ser quebrada a não ser pelo seu sangue. Deveriam ter pensado antes de quebrar aquela pobre mulher — declarou a deusa.

— Não tenha dó dela. Independentemente do que aconteceu, ela enganou o reino, era uma feiticeira.

— Todos têm segredos, Hera. Você melhor do que ninguém deve saber disso.

Hera olhou a deusa com um misto de vergonha e raiva.

— Pois bem, dê à princesa o meu nome e ela será capaz de ver além da escuridão. Um dia talvez seja capaz de encontrar um jeito de acabar com a maldição. Agora não me perturbe mais — disse a deusa, desaparecendo.

***

Eros nunca mais foi o mesmo; quando Camarã foi embora, levou com ela uma parte dele e ainda transformou o reino em um lugar indesejado, úmido e perigoso.

No início as pessoas não entendiam o que a maldição significava. Acreditavam que essa era uma forma de mantê-los no reino, pois sem a população não haveria reino. Por conta disso, muitos fugiram e morreram após o décimo dia. Seus corações paravam de bater. Outros enlouqueceram, e alguns até mesmo tiraram as próprias vidas. O desespero foi geral, pois muitas famílias viviam daquilo que a terra fornecia, e sem a luz do sol seria impossível cultivar. Pensando nisso, o rei entrou em contato por meio de mensageiros com os reinos vizinhos. A ilha era dividida em três reinos: Reino dos Chalkis, no sul, Reino de Erétria, no centro, e no norte o Reino dos Karystos. Ele conseguiu um acordo com os dois reinos para que as famílias pudessem cultivar em suas terras, em troca de uma parte da produção. Como as pessoas podiam ficar até dez dias fora do reino, era possível acompanhar o cultivo. Muitos deles faziam um revezamento. Sempre que um voltava, outro partia, e assim nunca abandonavam a plantação.

Após dezessete anos com a maldição, as pessoas se haviam adaptado à vida de noites eternas, com a terra pobre, e até mesmo com as mais temíveis das criaturas, pois com a falta da luz do sol muitas criaturas fizeram dali sua morada. Mas, em contrapartida, a maldição também atraiu muitos visitantes curiosos e também caçadores, movimentando assim o comércio e garantindo a riqueza do reino.

***

Prestes a completar dezoito anos, Heméra sonhava em conhecer o mundo fora dos portões do castelo, mas a rainha jamais permitiu sua saída, sempre com a desculpa de que era muito perigoso. Mesmo a tendo criado como uma guerreira, não havia nada que pudesse convencer a mãe. Sendo assim, ela iria contar com amizades leais e favores reais que deveriam ser cobrados. Ela sabia que lá fora havia criaturas perigosas, e estudara sobre elas. Na teoria não era muito difícil enfrentá-las. Sabia seus pontos fracos, tinha anos de treinamento e acreditava estar pronta. Contaria com a ajuda de Otis, seu melhor amigo, o filho do chefe da guarda, um rapaz alto, pele pálida, olhos levemente esverdeados e um cabelo curto branco como a lua. Eles se conheciam desde sempre, pois cresceram juntos.

Sem o sol era difícil medir o tempo. Era necessário observar o céu com atenção, podendo identificar o dia pela ausência da lua. Quando a noite caía, era possível identificar o horário prestando atenção à posição da lua. Era assim que sabiam quando todo o castelo iria se deitar e também o momento certo de voltar, pois precisavam aproveitar a troca de turno dos guardas do portão.

Heméra estava no portão dos fundos, que era utilizado pelos criados. Lá a guarda era menor, pois ficava perto da ala de treinamento, onde sempre havia guardas treinando. Minutos depois, Otis chegou e a observou como se olhasse uma obra de arte. Era claro que tinha sentimentos por ela, que estava linda em um uniforme de espionagem todo preto que Otis roubara da sala da guarda real. Nas equipes de espionagem real sempre havia mulheres, porque elas eram pequenas e esguias, o que facilitava algumas buscas.

— Espero que esteja ciente da escolha que está fazendo; lá fora é muito perigoso, existem coisas que você só viu nos desenhos da biblioteca real — disse Otis.

— Você está com medo? — disse ela com uma risada, fazendo beicinho.

— Eu não tenho medo de nada, e lá fora não é o campo de treinamento, onde todos são seus amigos!

— Sorte a sua, pois no campo de treinamento você sempre perde — disse ela, rindo.

Ele fez uma careta e estendeu a mão a ela.

— Está pronta?

— Mais que pronta; vamos!

Os dois saíram pelo portão de serviço nos fundos do castelo.

— Lembre-se de que não podemos demorar mais que uma hora, que é quando o turno dos guardas muda — lembrou ele.

— Sim, senhor — disse ela, de maneira debochada.

Heméra estava atenta a todos os detalhes do reino. Estar lá fora lhe dava a sensação de liberdade. O castelo parecia uma prisão feita de pedra, com muros muito altos, impossíveis de pular. As ruas próximas estavam cheias de casas grandes, que provavelmente eram da nobreza. Conforme andava, ela conseguia enxergar várias criaturas pequeninas no meio das sombras, que pareciam amigáveis, mas tinham dentes afiados e um veneno que poderia derrubar um elefante com apenas uma mordida. Mas não atacavam sem motivo. Comiam insetos e roubavam pequenos objetos; poderiam ser bons aliados "invisíveis" algum dia, mas agora era só fingir não os ver. Ela não sabia se todos viam o mesmo que ela. Nos cantos mais escuros estavam criaturas horrendas. Algumas, à primeira vista, eram fascinantes, capazes de criar ilusões tão atraentes que atraíam as presas com facilidade. Se ela não fosse capaz de ver além da ilusão, poderia perder-se para elas.

Estar lá fora era imprudente, principalmente quando todos deveriam estar dormindo. A madrugada era a hora perfeita para as bestas caçar e ser caçadas. Quanto mais distantes ficavam do castelo, mais corriam perigo. O centro do reino, onde ficava o comércio, era bonito, bem cuidado e organizado. Era evidente que enquanto todos dormiam o lugar não era seguro, mas Otis não conseguia dizer não para ela.

Mesmo Heméra sendo capaz de ver além das sombras, o fascínio inexplicável pela escuridão a guiava, a chamava. Era tudo tão atraente, como se ali não habitassem as piores criaturas. Entre algumas lojas havia pequenos becos, e em um deles seus olhos se encontraram com um par de olhos escuros, profundos como o oceano; e ela quis se afogar. Não conseguia se concentrar em mais nada. Precisava tocá-lo, sua beleza era hipnotizante. Ela não conseguia negar ao desejo e pensar direito. Caminhava para o meio das sombras em direção ao homem misterioso, como se ele a chamasse. Todo esse fascínio fez com que ela baixasse a guarda. Nenhum treinamento serviria enquanto estivesse cega de desejo, não notando assim o surgimento de uma criatura pronta para devorá-la.

— HEMÉÉÉRAA!— gritou Otis.

Como se tivesse saído de um transe, ela deu um pulo, assustada, quando ele disse:

— Corra para o castelo, agora!

Ela olhou para Otis e para a criatura que estava à sua frente, e por último para o beco, que agora estava vazio.

— Venha comigo — disse ela.

— Estou logo atrás de você, não olhe para trás; agora vá! — ordenou Otis.

Sem pensar direito, ela saiu correndo, mas quando ouviu o som da espada de Otis cair no chão ela parou. Em seguida a criatura soltou um rugido assustador, mas não podia fugir, não era uma opção. Ela colocou Otis em perigo e agora ele estava prestes a ser devorado. Precisava salvá-lo. Era tudo culpa sua, não devia ter permitido que ele viesse junto.

Heméra saiu correndo com uma velocidade sobre-humana e se colocou à frente da criatura, desembainhou a espada e a enfiou no ventre da criatura, rasgando-a ao meio. A criatura era enorme, e Heméra estava muito nervosa para conseguir reconhecer o que a criatura era. E não quis ficar para descobrir. Ajudou Otis a se levantar. Ele estava muito fraco, provavelmente foi infectado ao ter a pele rasgada. Ela o carregou até alcançar o portão, arrastando-o para dentro.

Ele estava febril e delirante, chamava por seu nome...

— Heméra, eu te amo, não vá embora — delirava.

— Estou aqui e não vou embora. Espero que você não se lembre de tudo o que disse — disse ela, deixando-o no pátio.

Correu até o quarto de Amara, uma jovem baixinha de pele escura, lindos cabelos ondulados e olhos caramelo. Era uma das curandeiras do castelo, e melhor amiga da princesa.

— Amara, acorde! Preciso de você, agora é uma emergência!

— Que horas são?

— Otis está ferido, não importa que horas são! Se você não vier ele vai morrer, e será minha culpa!

— Você o machucou novamente? Quando vocês vão parar de agir como crianças? — falou Amara, andando rápido.

Chegando ao pátio onde Heméra deixou Otis, a ferida estava aberta, e claramente cheia de veneno.

— Busque agora água fresca. Precisamos lavar a ferida, depois você irá me contar o que aconteceu.

Heméra correu até o poço para pegar água.

— Jogue a água toda na ferida e o segure. Precisarei cauterizar a ferida para eliminar o veneno — Amara estava irritada.

— AHHHH!!! — gritou Otis.

Heméra rasgou um pedaço do manto e o enfiou na boca dele.

— Me desculpe, mas você não pode gritar.

— Agora precisa segurá-lo bem firme — falou Amara, com a espada quente na mão. Ela iria queimar a ferida.

Heméra fechou os olhos e segurou Otis com toda a força. A dor foi tanta que ele desmaiou em seguida.

As duas o levaram para o quarto e inventaram uma desculpa para que ele não aparecesse no seu turno na guarda no dia seguinte. Amara estava de fato muito irritada com os dois. Ambas caminhavam para os aposentos da princesa quando Amara disse:

— Agora me conte o que foi que aconteceu. Aquela ferida claramente não foi feita por uma das disputas de vocês.

— Decidi me presentear com uma volta fora dos muros do castelo, e Otis me acompanhou. Foi tudo muito rápido. Em um momento eu o estava seguindo e no outro estava entrando em um beco escuro. Era como se as sombras me chamassem. Havia um homem no fundo. Devo ter dormido pouco nos últimos dias, estava delirando.

— Onde vocês estavam com a cabeça? Sair escondido, sem mais guardas, você enlouqueceu? Desde quando se tornou tão egoísta e imprudente? Quase matou Otis — Amara falou, em lágrimas. Era óbvio que tinha sentimentos por Otis, mesmo ele tendo olhos apenas para Heméra.

— Eu não forcei Otis a ir comigo. Apenas pedi ajuda para sair. Não pode me culpar dessa forma, já estou me culpando o suficiente. Você, melhor do que ninguém, sabe que eu jamais tive a intenção de machucá-lo — disse Heméra, batendo a porta do quarto.

Amara estava furiosa. Sempre teve sentimentos pelo guarda e nunca os escondeu. Não entendia como Otis podia ser tão cego a ponto de não perceber que Heméra não tinha sentimentos por ele. A princesa muitas vezes até apoiava que a curandeira e o amigo se relacionassem, mas ele só tinha olhos para ela.

Amara até pensou em o envenenar para que só tivesse olhos para ela, mas usar esse tipo de magia dentro do castelo era perigoso. Ainda mais quando a feitiçaria havia sido banida após a maldição. Além do mais, ninguém além da Rainha Hera sabia que a curandeira era uma feiticeira, e que, assim como seu nome, era amarga como fel.

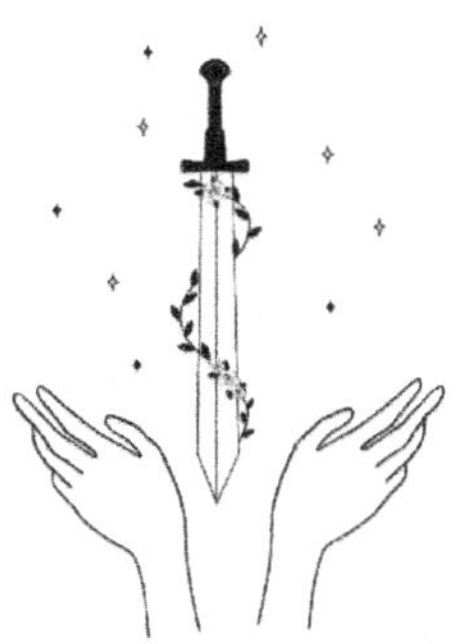

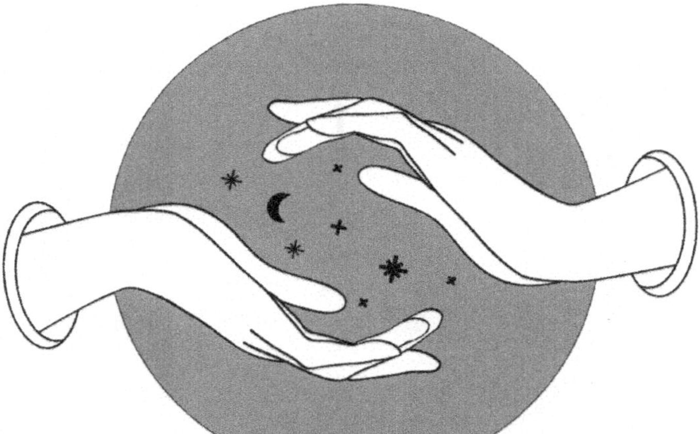

4

Heméra estava de volta ao beco. Os olhos do estranho pareciam mais profundos do que no dia anterior. Ele a encarava calado, sem reação, mas ela continuava andando em sua direção. Ela não conseguia negar o desejo de vê-lo de perto, e quando estava a um passo dele ele se transformou em uma enorme criatura, pronta para devorá-la. Heméra acordou assustada, as roupas molhadas pelo suor, confusa, mas aliviada por ser somente um sonho. Não devia pensar nisso agora, precisava ver como Otis estava.

A criada preparou um banho quente para Heméra. Enquanto era escovada, não conseguia tirar da cabeça o que havia acontecido na noite anterior; precisava se desculpar com Otis. Vestiu-se com as roupas que a criada tinha separado. Havia muito tempo não se vestia como uma princesa deveria.

Chegando ao quarto de Otis, bateu duas vezes, e ele não respondeu. Ao entrar no quarto, não o viu. Devia ter acontecido alguma coisa com ele, e seja lá o que for era culpa dela. Mas só existia mais uma pessoa que sabia o que havia acontecido: Amara. Precisava conversar com ela.

— Amara, precisamos falar sobre o que aconteceu ontem.

— O que aconteceu ontem? Do que você está falando?

— Agora não é hora de se fazer de desentendida. Sei que estava brava comigo, mas foi muita coisa para absorver. Não queria ter gritado com você. Enfim, você estava certa, foi tudo culpa minha, fui egoísta, mas onde está Otis? — disse Heméra, tentando fazer as pazes com a amiga.

— Você está bem? Sente-se aqui, vou te examinar, você parece estar delirando, não dormiu bem esta noite?

— Realmente não dormi bem, mas isso não vem ao caso. Onde está Otis?

— Onde mais estaria Otis? Está na guarda — Amara falou, sem emoção aparente.

— Depois conversamos. Onde ele estava com a cabeça de ir para a guarda ferido?! — esbraveja Heméra.

— Ferido? Como assim? Você o machucou novamente?

Heméra fez uma careta e saiu correndo da enfermaria. Chegando à guarda, encontrou Otis, e furiosa o empurrou e perguntou:

— O que você está fazendo aqui? Precisa de descanso para curar a ferida.

— Ferida? Sonhou comigo de novo? Até nos seus sonhos quer me vencer? — disse ele, com um sorriso.

— Levante a camisa!

— Você não precisa criar toda essa história para me ver sem camisa, é só pedir — falou ele com deboche, levantando a camisa.

— Como você se curou tão rápido e como não ficou nenhuma marca? Mesmo com toda a experiência de Amara, é impossível simplesmente sumir com a ferida assim!

— Acho que você é quem precisa descansar.

Heméra olhou para ele sem acreditar, e sem pensar lhe deu um tapa no rosto.

— Você e Amara só podem estar brincando comigo! — gritou ela enquanto saía batendo os pés.

Primeiro aquele sonho estranho, e agora ninguém se lembrava do que aconteceu. Ela não poderia ter inventado tudo. Eles realmente estavam lá fora, Otis foi gravemente ferido, e ela viu aquele estranho no beco. Precisava sair novamente e ir até o local pra ver se encontrava o cadáver ou sinais de luta. Mas desta vez iria sozinha.

Quando aparentemente todos haviam dormido e os guardas iam trocar os turnos, Heméra saiu pelo portão de serviço.

Vestida com um manto preto como a noite e botas, prendeu na roupa adagas e facas, embainhou a espada e cobriu tudo com uma capa escura como as sombras. Refez seus passos até o beco, e ao chegar lá avistou o corpo da criatura. Dentro do beco, aqueles olhos escuros a consumiram, e com um sorriso de canto de boca o estranho a encarou. Era lindo. Sua pele era branca como a dela, como se não visse o sol há muito tempo, os cabelos escuros e bagunçados, e a barba por fazer.

— Me diga que viu o que aconteceu aqui ontem — ela questionou o estranho.

— O que exatamente acredita que aconteceu, e por qual motivo eu estaria aqui ontem? — perguntou ele com uma voz rouca.

Ela se aproximou mais. Era possível sentir seu cheiro, uma mistura de ervas doces e canela. Ela não conseguia parar de olhar para ele, bem mais alto que ela, e agora tão perto que ela precisava olhar para cima para encará-lo. Sua beleza era sobrenatural. Cada contorno do seu rosto parecia desenhado. A boca era convidativa, em um tom de vermelho vivo, e os olhos profundos a faziam querer mergulhar na escuridão.

— Me diga que não estou enlouquecendo — ordenou ao estranho.

— Você não está louca, mas existem coisas que devem ser esquecidas, e você, assim como seus amigos, não deveria se lembrar do que viu — falou ele, aparentemente irritado.

— Você os fez esquecer, e pelo que vejo tentou fazer o mesmo comigo — falou Heméra, tentando não deixar transparecer o medo. O que ele era?

— Vejo que não errei sobre você. Não se preocupe, nos veremos de novo, talvez você sonhe comigo mais vezes — disse o estranho, desaparecendo no breu.

Ele era mais rápido do que ela poderia acompanhar. Heméra voltou ao castelo exausta. Parecia que estar perto dele exigia muito dela. Era impossível esquecer aqueles olhos cor de breu, tão profundos. Ainda ouvia sua voz rouca e sentia seu cheiro. Precisava parar de pensar nisso. Provavelmente não o veria mais, mas tinha perguntas a fazer. Qual o motivo de fazê-los esquecer da noite passada? Teria a ver com a criatura que matara? Não conseguia lembrar-se de vê-la nos livros, será que havia cometido uma grande idiotice?

Fora criada para ser uma mulher forte e uma excelente guerreira, mas era tudo muito confuso. Qual o motivo de criá-la de tal maneira e não lhe apresentar o que está lá fora? O que não lhe estavam contando? Por que ela via coisas que os outros não podiam? Por que não foi afetada pelo esquecimento causado pelo estranho? Algumas coisas não se encaixavam.

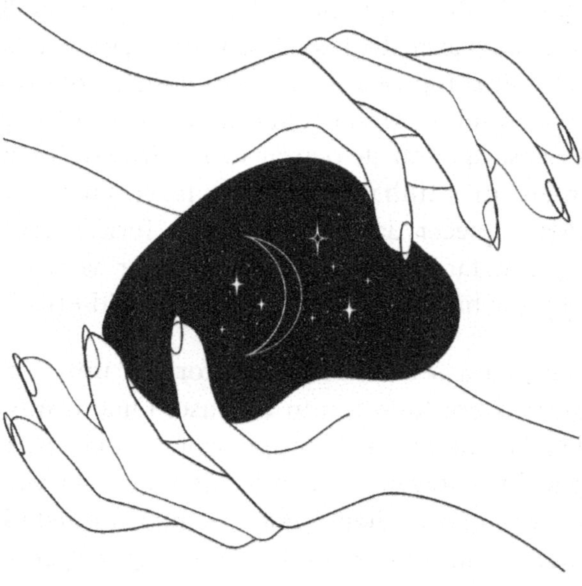

5

Depois daquela noite ela não o viu mais, nem mesmo em seus sonhos. Já fazia dias desde a última vez, e ela precisava de respostas, mas para isso precisava de um plano para sair durante o "dia" sem ser vista. Caso contrário, teria que levar uma dúzia de guardas, mas ninguém poderia saber o que estava procurando. Não tinha outra opção senão buscar a ajuda de Greta.

Sua criada era uma mulher alta, magra, cabelos e olhos castanhos que demonstravam anos de trabalho pesado. Heméra tinha um carinho especial por ela, que cuidava dela desde pequena. A princesa queria que Greta fosse tão feliz quanto ela. Quando tinha doze anos, Heméra percebeu que a criada não estava feliz, e para ela era importante a sua felicidade, pois na falta dos pais era Greta que lhe fornecia tudo, até mesmo carinho e amor. Quando questionada pela princesa, a criada contou que tinha uma família grande, e que tivera de deixá-la para trabalhar no castelo. Quando aceitou o trabalho pensava em ficar um pequeno período apenas para juntar algumas moedas de ouro, mas se apegou tanto a Heméra que não queria deixá-la. Foi então que lhe pediu ajuda para ver os filhos e o marido. Naquele mesmo dia a princesa conseguiu trazer toda a família de Greta para viver e trabalhar no castelo. A criada e sua família juraram lealdade à princesa até o último dia de suas vidas, e ela precisaria dessa lealdade.

— Greta, preciso que me arrume um vestido, sapatos e um manto de criada. Preciso sair do castelo sem ser vista. Não faça perguntas, quanto menos você souber, será melhor.

— Posso fazer algo mais pela senhora? — perguntou Greta, saindo do quarto para buscar o que foi pedido.

— Após me trazer o que pedi, tranque meu quarto, e se alguém perguntar, estou indisposta por conta da minha regra do mês — ordenou a princesa.

— Sim, minha senhora — confirmou Greta ao sair apressada.

Quando Greta voltou, Heméra a questionou sobre as lojas e estabelecimentos dos arredores onde conseguiria encontrar livros. Fez marcações com as cinzas da lareira em um pedaço de tecido e se ofereceu para acompanhar a princesa, mas ela não podia revelar o que buscava. Vestida como uma criada, teve sua saída permitida, com a desculpa de que estava atrás de mantimentos para a princesa em sua regra.

Buscou seguir o mapa que Greta havia desenhado. Tinha pouco tempo. As ruas estavam cheias de guardas reais para manter os comerciantes em segurança. Além disso, estavam bem iluminadas com tochas, e se algum deles a reconhecesse, tanto ela quanto Greta seriam punidas. Precisava escolher quais locais visitar primeiro. Entrou em uma mercearia que vendia de tudo um pouco.

— Senhor, por favor, onde posso encontrar livros?

— Que tipo de livros a senhora procura?

— Não sei bem, poderia me mostrar o que tem?

— Bem, os poucos livros que temos ficam na última prateleira. Não se demore. Não é comum uma mulher na sua posição buscar livros, a não ser que seja uma feiticeira, mas devo lembrá-la de que a feitiçaria foi proibida há anos.

— Por conta da maldição? — pergunta ela, tentando não se mostrar muito interessada.

— Bem, na verdade a feitiçaria já não era bem vista muito antes, a não ser pelas feiticeiras brancas, que faziam trabalhos para a cura. Mas com o passar do tempo o rei não aceitava a prática livre. Era necessária a permissão real, além de jurar lealdade à coroa. Aquelas que queriam ser livres começaram a se esconder, principalmente aquelas que praticavam magia negra. Elas eram ardilosas, mas nenhuma igual a Camarã...

Antes de terminar, o merceeiro foi interrompido por um guarda que entrou no estabelecimento.

— Algum problema, senhora? — perguntou o guarda a Heméra.

— Não, está tudo bem. Estou buscando algumas coisas para a princesa, que está indisposta — disse ela, abaixando o rosto para se esconder.

— Acredito que já terminou suas compras e deve voltar ao castelo; vou te acompanhar — disse o guarda em tom provocador. Será que ele a havia reconhecido?

— Não será necessário se dar ao trabalho; consigo voltar sozinha — disse ela em tom firme, fazendo uma leve reverência para o guarda em sinal de dispensa.

— É uma ordem, senhora, precisa voltar ao castelo imediatamente! — falou o guarda, levantando o tom de voz.

Ela agradeceu ao merceeiro e foi saindo da mercearia, ignorando o guarda.

— Não será nenhum incômodo, princesa — falou em tom de ameaça, segurando o braço de Heméra.

— Acredito que está me confundindo, senhor. Sou apenas uma criada, e a princesa está me esperando — disse Heméra, tentando não demonstrar medo.

— Que assim seja. Vou levá-la até o castelo — disse o guarda, segurando com força seu braço.

— O senhor é muito gentil, mas precisa soltar o meu braço — disse ela, tentando se soltar.

Chegando próximo ao castelo, o guarda a conduziu para o portão da guarda.

— Acredito que o senhor não me trouxe aqui por uma simples gentileza, certo? Agora tire suas mãos de mim antes que o mande para a forca! — disse Heméra com firmeza, mas com um mau pressentimento.

— Acredito que não seria eu a ser castigado, já que é proibida de sair do castelo sem a guarda, muito menos vestida com as roupas de sua criada. Pobre Greta, provavelmente iria para a forca por desobedecer às ordens da coroa para fazer um capricho da princesinha mimada — falou, segurando uma mecha do cabelo dela.

— Eu ordeno que me solte e não abra essa sua boca imunda para ninguém! E não faça nada a Greta, eu a obriguei! — disse Heméra, nervosa.

— Bom, princesa, eu não sigo as suas ordens. Além do mais, você nunca esteve aqui, certo? Pois caso isso chegasse aos ouvidos do rei, a senhorita estaria sob vigilância pesada. Então acredito que podemos negociar. Com certeza você deve ter o que me oferecer — ele falou, agora mais perto dela, levantando a barra do vestido e acariciando sua perna.

Heméra estava paralisada. Todo o treinamento que teve não a preparou para essa situação. Não seria capaz de vencer um guarda três vezes maior que ela. Por sorte, ouviram um barulho e ele se afastou e a conduziu para fora, dizendo perto o suficiente para que só ela escutasse:

— Eu cobrarei pelo meu silêncio.

Heméra mal conseguia respirar. Fora uma tola de achar que poderia sair sem ser notada. Sempre haverá alguém a observando a fim de conseguir algo da coroa. Precisava ser mais cuidadosa ou alguém acabaria perdendo a cabeça. Estava tão distraída e atormentada que não percebeu Otis bem à sua frente, e bateu diretamente nele. Ela estava com o olhar assustado.

— Confesse, você está me querendo loucamente. Primeiro o episódio da camisa, e agora está se jogando nos meus braços — disse Otis, provocando-a.

Sem ar, ela fechou os olhos e começou a soluçar.

— O que aconteceu? Me desculpe, eu estava só brincando — disse ele, abraçando-a.

Ela não era capaz de dizer uma palavra. Os últimos dias foram confusos e suas emoções estavam à flor da pele. Otis a pegou no colo e a levou aos aposentos reais.

— Vou pegar uma xícara de chá para você — disse ele, colocando-a na cama.

— Não me deixe sozinha, por favor! — disse entre soluços. Fora preparada para todos os tipos de problemas, menos para aqueles que viria a ter. Otis se sentou na cama segurando a mão da princesa, que acabou adormecendo.

Otis ficou de guarda na porta, aguardando Heméra acordar. O que tinha acontecido? Aquele choro não podia ser pela brincadeira que fez. Ela estava escondendo algo.

Ouviu-a gritar e entrou no quarto. Ela se debatia na cama. Tentou acordá-la, mas parecia impossível.

Ela estava fora do castelo quando o encontrou, mas não eram as ruas do reino que ela via. O lugar era estranho, era parte do submundo. Ele estava sentado em um trono e a olhava com repulsa, como se ela não fosse nada. Levantou-se e foi na sua direção, e colocou as mãos em volta de seu pescoço.

— Fuja, livre-se das minhas mãos! — disse o estranho, apertando com força. Ela se debatia, com dificuldade de respirar.

— FUJA! — gritou ele, enquanto visivelmente perdia a consciência. — Garota tola! — falou com raiva.

— Acorde, Heméra, acorde! — gritava Otis.

Ela abriu os olhos aterrorizada, colocando as mãos no pescoço, tentando respirar.

— O que são essas marcas no seu pescoço? Elas não estavam aí minutos atrás, e ninguém poderia entrar aqui sem passar por mim. Diga, quem esteve aqui, e o que fez com você? — disse ele, irritado, segurando-a pelos braços.

— Eu não sei, me solte, está me machucando! — falou Heméra, com medo.

— Eu não entendo como alguém poderia fazer isso com você. Se está me escondendo algo, me fale!

Otis estava fora de si, e com isso a segurou com mais força.

— Provavelmente da mesma forma que você está fazendo — disse ela, com o olhar assustado e cheio de lágrimas.

Nunca havia visto Otis dessa forma. O medo era visível em seu rosto. Quando ele se deu conta de como a segurava, se afastou e saiu do quarto. Depois que ele saiu, ela desmoronou. Sua cabeça estava uma bagunça. Pediu a Greta que preparasse um banho, mas não aceitou ajuda para se lavar. Ninguém mais precisava ver as diversas marcas em seu corpo. Os braços estavam marcados por mãos grandes, as do guarda e as de Otis. Além disso, seu pescoço estava marcado pelas mãos do estranho que invadia seus sonhos. Não sabia como era possível; foi apenas um sonho ou mais que isso? Tudo fazia com que sua cabeça não parasse de pensar, e não conseguiria dormir sem antes entender o que estava acontecendo.

Quando o castelo adormeceu, ela saiu novamente. Iria ao único lugar onde poderia encontrar o estranho, mas chegando ao beco, ele não estava lá. Ela se sentou e esperou. Estava tão cansada emocionalmente que adormeceu à espera do estranho. Afinal, essa também era uma forma de encontrá-lo. Mas não foram os sonhos ou as mãos do estranho que a acordaram.

— Heméra, acorde! — disse Otis, sacudindo-a.

Ela acordou assustada e de forma espontânea o empurrou.

— Me desculpe, Heméra, eu não sei o que deu em mim hoje mais cedo. Eu nunca te machucaria. Fiquei fora de mim quando pensei em alguém pondo as mãos em você.

Quando a vi saindo escondida esta noite sem me chamar para acompanhá-la, eu simplesmente a segui sem pensar — disse, desesperado.

— Está tudo bem, Otis, vamos para casa.

Ela olhou para trás, e lá no fundo foi capaz de ver os olhos do estranho, aqueles olhos tão profundos que era capaz de se perder neles, mas não sabia se de fato o via ou apenas delirava com o cansaço. Estava sem forças, e de repente desmaiou.

6

Após os acontecimentos dos últimos dias, Otis estava sempre por perto, o que era bom, se sentia segura. Mas precisava de respostas, que o dono daquela mercearia poderia ter. Mas a grande questão no momento era: como sair sem ser vista? Precisava encontrar outra saída, uma a que apenas ela teria acesso.

Era como procurar uma agulha no palheiro, mas tinha que existir uma forma de sair sem ser observada e seguida. Se existia alguém que conhecia todas as possíveis rotas de fuga do castelo, era o chefe da guarda, Eratos, pai de Otis, um homem de cabelos grisalhos, na guarda há mais de quarenta anos. Teria de ser muito astuta para tirar tal informação dele sem levantar suspeitas.

Ela seguiu pelo pátio do castelo até as torres dos vigias. Era lá que ficava a sala de planejamento; a localização era perfeita para o planejamento da guarda e a segurança do reino. Eratos era responsável pela organização de toda a guarda. Era sua função determinar quais os turnos e onde cada um dos guardas ficaria, levando sempre em consideração as características e os pontos fortes de cada um. Quando chegou às torres, pediu aos guardas para ver o chefe da guarda.

— Gostaria de falar com Eratos — disse ao guarda da porta.

O guarda abriu a porta e deixou que entrasse.

— Mestre Eratos, como está? — disse ela, tentando ser casual.

— Princesa, a que devo a honra de sua visita? — falou Eratos, curioso.

— Bem, o senhor vem me treinando desde criança para saber sair de determinadas situações. Mas estava pensando nas estratégias e planos que temos dentro do castelo, e me surgiu uma dúvida. Se o castelo for invadido, ou qualquer coisa do tipo, por onde fugiríamos? Pelo que estava lendo, todo castelo tem uma passagem secreta caso seja necessário retirar a família real sem ser percebida — disse ela, em tom de curiosidade.

— Se eu te contar, não será mais secreta. Elas são secretas por um motivo — advertiu Eratos.

— Então temos mais de uma rota de fuga? Acredito que seria de extrema importância ter essa informação. Quem melhor para tirar a família real em caso de emergência que a própria princesa? Fui treinada pelo próprio chefe da guarda real, estou mais que qualificada — disse ela, com um meio sorriso.

— Vejamos se aprendeu tudo o que lhe ensinei. Não entregarei a resposta que deseja, mas te darei uma charada. Se conseguir resolver, encontrará a saída — disse ele, com graça.

— Pois bem, diga — respondeu ela, ansiosa.

— Encontre um castelo em que nenhum rei e rainha podem morar — disse ele, dispensando-a com um gesto curto.

Enquanto saía da sala, Heméra se virou para Eratos e fez um gesto de despedida. A porta atrás dela se abriu, e ao virar-se para sair bateu direto no peito de um homem grande. Pediu desculpas, mas ao olhar para cima reconheceu o guarda com aqueles olhos castanhos.

— Princesa, eu que lhe devo desculpas — falou o guarda em voz alta, mas em seguida falou baixo para que ela escutasse: — Me encontre nos estábulos, ou seu segredo será revelado — disse, dando um sorriso malicioso.

— Entre, Grannus — falou Eratos.

Então esse era o nome do guarda que poderia acabar com a vida de Greta e garantir que Heméra nunca mais saísse! Era grande e forte; sua pele branca deixava evidentes as inúmeras cicatrizes de guerra, e existia algo de maligno em seus olhos. Ele já estava na guarda há muito tempo. Não tinha escolha senão fazer o que ele disse, mas desta vez não estaria com medo. Jogaria o jogo dele, mas desde aquele dia não andaria mais sem pelo menos uma adaga presa à roupa.

Chegando aos estábulos, posicionou-se perto de um ancinho. Ouviu passos pesados, ele estava entrando.

— Vejo que a princesa segue as regras quando lhe convém.

— Diga qual será o seu preço e vamos acabar logo com isso!

— Tenhamos calma, Heméra.

Aproximou-se dela, que, apreensiva, esticou a mão e alcançou o ancinho para golpeá-lo se ele chegasse mais perto.

— Está com medo, princesa? Já te disseram como fica bonita quando está com medo?

Ele se aproximou cada vez mais. Ela segurou o ancinho com mais força, mas quando ameaçou levantá-lo Grannus levantou uma sobrancelha e falou:

— Se eu fosse você não faria isso. Acredita mesmo que os anos que teve de treinamento são suficientes para atacar um guarda? — falou com desdém, mais perto agora, tirando uma mecha do cabelo da frente do rosto da princesa.

— Você é mesmo muito confiante. Posso não ter as mesmas habilidades que um guarda, mas eu sou a princesa e posso pedir a sua cabeça. E quanto ao segredo, será a sua palavra contra a minha; acha que iriam acreditar em quem?

Ela levantou o ancinho e o enfiou no braço de Grannus, que soltou um rugido animalesco. Ela aproveitou que ele retirava os ganchos do braço para correr, mas não foi rápida o suficiente. Grannus a pegou pelo cabelo com força. Ela tirou a adaga presa ao vestido e a enfiou no braço do guarda com a intenção de se soltar. Com o reflexo da dor, ele abriu a mão e ela saiu correndo. Quando estava perto da porta de saída, escorregou e caiu. Tentou se levantar, mas sentiu um puxão na perna esquerda. Ele a arrastou até uma baia e a jogou no feno.

— Agora você vai aprender, princesinha! — disse ele, levantando seu vestido e seu manto.

Ela se debatia embaixo dele, mas ele era muito maior e mais pesado que ela. Tentou gritar, mas ele tapou sua boca com força. Não havia o que fazer, não conseguiria sair dali. A dor foi imensa quando ele a violentou, tirando toda a sua dignidade. A cada impulso a dor era mais intensa, e lágrimas escorriam de seus olhos. Quando ele terminou, desmoronou sobre ela, que ficou imóvel esperando que ele se levantasse e a deixasse. Ao levantar, arrumou o manto e deu um chute em sua perna.

Recomponha-se, princesa — disse ele, saindo.

Ela não conseguia se mexer. A dor era intensa e a humilhação era pesada, mas não podia ficar ali. Levantou-se com dificuldade, arrumou o cabelo, enxugou as lágrimas e desamassou o vestido, e saiu andando com dificuldade. Sangue escorria pelas suas pernas. Nunca mais se deixaria ser humilhada. Ele pagaria pelo que fez.

Chegou ao quarto com dificuldade. Teve sorte de que naquele horário não havia criados pelos corredores. Trancou a porta e chamou Greta; não conseguiria sozinha. Ao entrar, Greta se assustou com a quantidade de sangue entre suas pernas, e lágrimas brotaram de seus olhos.

— Heméra, minha senhora, o que aconteceu?

Heméra não era capaz de assumir sua humilhação. Ficou calada enquanto Greta a ajudava a se despir. A criada preparou um banho quente com ervas anestésicas. Nenhuma das duas falou nada durante as próximas horas. Ao se deitar, Heméra agradeceu a Greta e pediu que não falasse a ninguém sobre esse dia.

Fechar os olhos era difícil, pois as imagens não saíam de sua cabeça. Entre soluços, ela pensava no estranho e implorava que a fizesse esquecer. "Por favor, por favor, me faça esquecer." Após se desmanchar em súplicas e soluços, ela adormeceu. Naquela noite o estranho não apareceu em seus sonhos. No lugar dos sonhos surgiram pesadelos. Era como se revivesse a cena milhares de vezes. Acordou aos gritos, e sem perceber estava chorando novamente.

Por mais que as lembranças da violência que sofreu a destruíssem, não deixaria que ninguém percebesse o quanto sofria. Levantou-se da cama para se vestir. Se ele achava que ela abaixaria a cabeça, estava muito enganado. Vestiu-se como uma verdadeira princesa. Escolheu um vestido branco com tiras douradas trançadas nos ombros e um decote profundo nas costas. Queria se sentir poderosa e o vestido lhe dava essa sensação. Na cabeça colocou sua coroa de louros, em ouro. Quando estava pronta, era como se não tivesse sofrido nada. Saiu do quarto com a cabeça erguida.

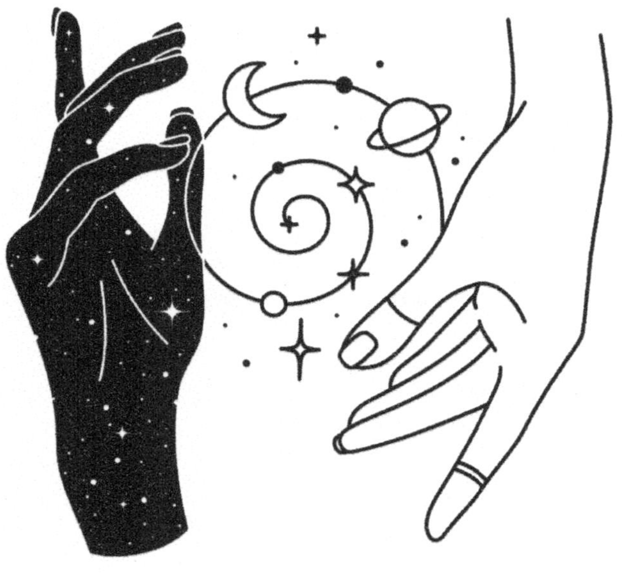

7

Heméra estava determinada a encontrar a rota de fuga real. Precisava apegar-se a algo que lhe tomasse o tempo. Caso contrário, seria consumida pelo medo e a vergonha. Não deixaria Grannus achar que a vencera. Se ela não fosse capaz de vencer na força, usaria sua inteligência. Agora precisava focar em decifrar a charada que Eratos lhe deu, encontrar um castelo em que nenhum rei e rainha podem morar. Caminhou durante dias pelo castelo, subiu nas torres de vigilância, andou pelo corredor da muralha, vasculhou cada centímetro do salão de festa, visitou o templo dos deuses, os dormitórios, vasculhou a cozinha, o poço, se atreveu até mesmo a descer às masmorras, onde prendiam os prisioneiros, e por fim olhou os depósitos. Não havia encontrado nada que remetesse a um castelo impossível de morar.

Com a busca frenética, fazia dias que não encontrava Otis e Amara. Depois de tudo o que passara, não conseguia olhar na cara dos amigos e dizer que estava tudo bem. Após a última volta no pátio do castelo, estava tarde, e decidiu se deitar. Naquela noite teve um sonho diferente. Ela era criança e brincava com Otis em uma caixa de areia nos fundos privativos do castelo. Na brincadeira eles eram rei e rainha.

Ela acordou sem entender o sonho, e, sem sono para voltar a dormir, vestiu um casaco sobre a camisola e saiu em direção à caixa de areia nos fundos do castelo. Tentou entender o que aquilo poderia significar. Passou horas encarando a areia. Sem as respostas que procurava, foi procurar Otis. Ainda era cedo e ele não assumira seu turno.

— Ei, Otis, tudo bem? Não o tenho visto desde aquele dia — disse ela, tentando parecer casual.

— Você tem estado distante, e eu ainda estou muito envergonhado pelo que fiz — falou ele, abaixando a cabeça.

— Você se importa comigo, por isso reagiu daquela forma. Somos como irmãos, e um protege o outro, certo? E vamos garantir que aquilo nunca mais aconteça — Heméra falou, de um jeito doce.

Apesar de ser muito bom ouvir que ela não estava brava com ele, a palavra 'irmãos' o incomodava, pois não a via como irmã há muitos anos.

— Certo, nos protegemos. O que faz aqui tão cedo?

— Tive um sonho estranho esta noite. Lembra da velha caixa de areia nos fundos do castelo? — disse ela, sorrindo.

— Como poderia esquecer o lugar onde um dia fomos rei e rainha e construímos nosso castelo?! — falou Otis, lembrando-se de como era ser criança.

— Nosso castelo... em que nenhum rei e rainha poderiam morar!

Heméra parecia distante agora, podia ter matado a charada.

— O quê?!

— Nada, estava só me lembrando de como éramos. Vou deixar você se arrumar para a guarda. Te vejo por aí, tenho saudade das nossas conversas.

Como poderia ter-se esquecido dos castelos de areia? Mas a questão era: onde estaria a passagem secreta? Não conseguia lembrar-se de nada que parecesse uma porta por lá.

A princesa saiu andando rápido para procurar a entrada. Chegando nos fundos, observou todo o jardim. Não tinha nenhuma passagem ali. Podia ter interpretado tudo errado. Parou para refletir e se lembrou de que o fundo da caixa de areia era feito de blocos de areia petrificada. Ela e Otis sempre admiraram como eram bonitas as pedras de areia no fundo da caixa. Ela observou que estava sozinha e começou a mexer na areia, tentando encontrar algo que pudesse ser levantado, revelando uma passagem subterrânea. Após tanta procura, finalmente encontrou um pequeno buraco em um dos blocos, e começou a levantá-lo. Então ouviu passos; era Otis.

— Não sei por quê, mas achei que te encontraria aqui. Você falava sério sobre o sonho com a caixa de areia, só não imaginei que queria voltar a brincar — disse ele, rindo.

Ela fez uma careta para ele e deu uma risada.

— Seu pai, o rei, quer que o encontre na sala do trono.

— Agora? Estava me divertindo tanto com a areia!

Heméra soltou uma gargalhada enquanto falava, levantou-se, jogando um pouco da areia sobre os blocos, e foi encontrar o rei.

Otis estendeu a mão para ajudá-la a se levantar. Caminharam juntos, ela ainda tentando tirar a areia das roupas. Conforme saíam do jardim para entrar no castelo e entraram pelo longo corredor, ele se lembrava dos momentos que passaram juntos naquela caixa de areia. Mas ela só conseguia pensar no que faria ao sair do castelo.

Chegando à sala do trono, ela viu o pai sentado no trono, e Grannus ao seu lado como guarda pessoal. Ela estremeceu ao vê-lo, mas manteve a postura e o sorriso no rosto, fazendo uma reverência ao pai.

— Meu pai, mandou me chamar?

— Heméra, minha filha querida, você não é mais aquela menininha que corria pelo castelo toda descabelada, apesar de que, ao olhar para você, acho que isso não mudou — ele deu uma risada. E continuou: — Você se tornou uma mulher, e precisará ser conhecida na sociedade para arrumar um marido. Diante disso, você terá permissão de sair do castelo, acompanhada por um guarda. Convoquei Otis, pois imaginei que seria sua escolha.

Otis estremeceu quando ouviu a palavra "marido". Era um tolo. Ela nunca se casaria com ele, pois era uma princesa e provavelmente se casaria por conveniência. Mesmo com a maldição, o reino ainda recebia visitas de nobres de cortes vizinhas, e uma aliança seria uma ótima forma de restabelecer o reino.

— Meu pai, me perdoe, mas se me permitir, gostaria que Grannus fosse meu guarda pessoal — disse ela, sem deixar transparecer nenhuma emoção.

Otis ficou boquiaberto com a escolha dela; como podia não o escolher? Ele se sentia traído. Grannus, por sua vez, ficou surpreso e abriu um sorriso malicioso.

— Se Vossa Majestade me permitir dizer, essa é uma escolha sensata. O pequeno Otis será mais útil aqui dentro do castelo. Terei a honra de proteger a princesa — disse Grannus, com a mão no coração e um olhar malicioso para Otis, que fervilhava de raiva.

— Está feito! A partir de hoje poderá solicitar a companhia de Grannus para sair do castelo. E você, Otis, assumirá o lugar de Grannus como meu guarda pessoal. Estão dispensados.

Heméra olhou para Grannus como se visse sua alma, e saiu da sala com ele logo atrás.

— Está dispensado. Quando precisar, mandarei chamá-lo — falou a princesa, com voz firme.

Ele deu uma risada e seguiu atrás dela.

— Caso não tenha percebido, agora eu lhe dou ordens, e ordenei que se retire. E não me venha com a história de que irá abrir sua boca imunda, pois posso muito bem alegar que você não foi cortês exercendo a sua função. Agora abaixe sua cabeça em reverência à sua soberana e saia daqui. É uma ordem, e as ordens reais não devem ser quebradas — Heméra falou com poder de uma princesa, jamais seria a jovem frágil.

Ao ouvir outro guarda se aproximando, Grannus fez uma breve reverência e saiu contrariado. Quem se aproximava era Otis, visivelmente magoado.

— Como pôde escolher Grannus? Dava pra ver como ele te olhava. Está tendo algo com ele, e é por isso que anda distante? — falou Otis, com nojo.

— Não, não estou tendo nada como ele. Só achei que no momento era a melhor escolha, pois não quero te ver ferido por minha causa — falou ela, irritada.

— Não minta para mim, Heméra! Você, melhor do que ninguém, sabe que eu seria a melhor escolha. Sempre estive ao seu lado, fui criado para te proteger, essa sempre foi a minha função!

— O que você espera que te diga, Otis? Que me arrependo? Que fui forçada a escolher? Essa é a minha escolha, conforme-se! — falou ela, de forma ríspida. Não tinha como explicar o que a motivava.

— Quero que me faça entender o que está acontecendo; desde quando parou de confiar em mim? O que tem acontecido com você, ou melhor, quem é você? Não te reconheço mais. A Heméra que conheço nunca faria essa escolha — falou ele, visivelmente chateado.

— De fato, Otis, não sou a mesma pessoa que você conheceu há dezoito anos. Aquela Heméra não existe mais, e jamais irá existir; me recuso a ser frágil e indefesa outra vez — falou ela, virando-se para sair.

— Espere — falou ele, segurando no braço da princesa.

— Ordeno que você se retire, Otis! Agora, isso é uma ordem, se recomponha e nunca mais coloque as mãos em mim se não quiser perdê-las! — falou ela, não como uma amiga, mas a princesa.

— Como quiser, Vossa Majestade — falou Otis, saindo com um sorriso irônico, mas sem disfarçar como estava magoado.

Heméra observou o guarda se afastar com lágrimas nos olhos. Temia que ele nunca a perdoasse. Enxugou o rosto e foi para a caixa de areia. Retirou a areia de cima do pequeno buraco e levantou a tampa. Havia encontrado uma das passagens, agora precisava ver onde ela acabava. Alcançou uma tocha e desceu, fechando a porta sobre a cabeça. A passagem era longa, mas com certeza era uma rota de fuga, que acabava em uma escada. Ao subir, dava em uma casa aparentemente abandonada. A porta de saída era tão discreta quanto a de entrada. Seria impossível alguém encontrar sem saber da sua existência, mesmo porque a casa era isolada e pertencia à Coroa. Ela retornou. Sairia quando o castelo adormecesse, e assim ninguém sentiria sua falta.

Enquanto aguardava, precisava pensar em como sairia do seu quarto sem ser vista. Para isso, teria que observar o horário das trocas de turno dos guardas. Precisava ser rápida, pois teria apenas alguns segundos. Por sorte, a troca de turno acontecia quando todos estavam dormindo. Assim que ouviu os passos no corredor, saiu, encostando a porta devagar, e caminhou descalça para não ser ouvida.

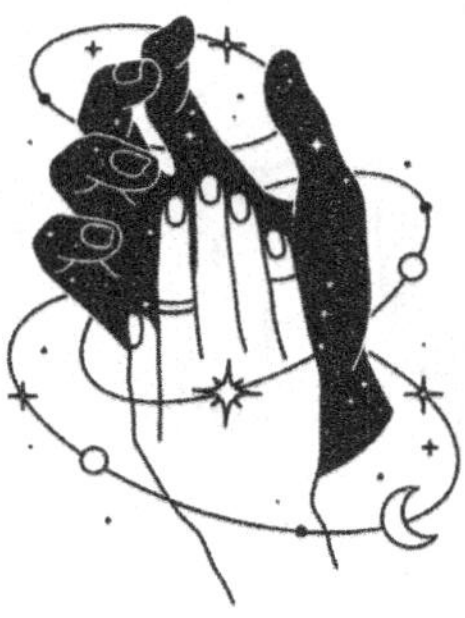

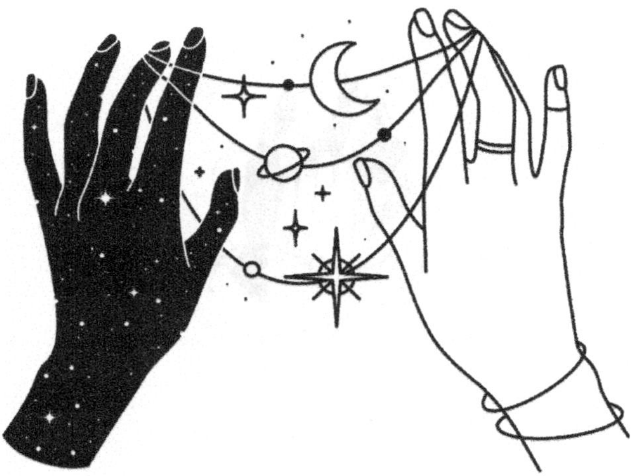

8

Já fazia uma semana que a princesa saía pela passagem todas as noites após o castelo adormecer. As ruas pelas quais passava eram estreitas, sinuosas e distantes o suficiente do castelo para serem mais perigosas que as que já frequentara. Heméra precisava ser inteligente para conseguir o que procurava.

Na última noite, quando retornou, todos ainda dormiam. Dirigiu-se aos seus aposentos, e quando chegou próximo da sua porta, ouviu:

— Estão dispensados. O dia está quase para começar e hoje guardarei os aposentos da princesa como seu guarda pessoal — falou Grannus.

Heméra deu meia-volta e foi direto para o quarto de Amara. Ao chegar lá, não a encontrou. Foi então direto para a enfermaria. Precisava de uma desculpa para não estar em seu quarto. Só havia um motivo para Grannus dispensar seus guardas: ele entraria para ameaçá-la e humilhá-la, e quando não a encontrasse dormindo, teria mais uma coisa para usar contra ela. Não encontrando Amara, a princesa só tinha um lugar para ir, o quarto de Otis. A essa hora ninguém a veria entrando lá, e mesmo que visse, ninguém nunca viu maldade no relacionamento dos dois.

Ao entrar no quarto, Otis dormia pesado, e decidiu observá-lo. Quando criança, ele costumava falar dormindo ou ter episódios de sonambulismo, o que seria uma ótima distração.

Enquanto ela se lembrava de como era dormir com Otis na infância, ele começou a se mexer e a falar.

— HEMÉRA, corra, volte ao castelo, estou logo atrás de você! Heméra, eu te amo, não me deixe, eu sempre te amei! — falou Otis enquanto dormia; era muito provável que sonhasse com a primeira noite de Heméra fora do castelo, quando ele foi ferido.

Ele se mexeu na cama e ela saiu de fininho do quarto para que ele não a visse. Em seguida, ela bateu na porta como se minutos antes não o tivesse ouvido dizer que a amava. Será que ele ainda a odiava por não o ter escolhido como guarda pessoal?

— Entre — disse Otis.

— Oi — falou ela, sem graça.

— Heméra, o que faz aqui? — perguntou ele com frieza. Ainda estava magoado.

— Você se lembra daquela vez que brigamos por conta de uma disputa boba nos bonecos de treinamento? Não queríamos olhar um na cara do outro, e seu pai nos obrigou a ficar treinando até aprendermos a nos respeitar e saber perder? Nós ficamos um dia inteiro nos bonecos sem comer ou beber qualquer coisa, e só saímos de lá quando desmaiamos — falou ela, com lágrimas nos olhos.

— Você nunca soube perder. Isso é um fato, e aparentemente, quando se trata de você, eu também não sei. Você teve seus motivos, e sejam quais forem, eu não devo julgá-la. Naquele dia na enfermaria nós prometemos que não deixaríamos nada abalar nossa amizade — falou Otis, enxugando o rosto de Heméra.

— Eu não queria te magoar, acredite. Tenho um motivo e um dia serei capaz de contar a você, mas ainda não estou pronta.

— No seu tempo — falou ele, abraçando-a.

Após toda a conversa com Otis, era hora de voltar para o quarto e convocar Grannus para sair do castelo. Tinha coisas para resolver. Chegando aos seus aposentos, ele estava na porta com um olhar de vitória. Com certeza havia entrado no quarto e visto que ela não dormira na sua cama, mas isso já não importava mais.

— Mande preparar a carruagem! Vamos sair. Mande Greta vir me preparar, temos um compromisso muito importante

— disse ela, entrando e trancando a porta, sem dar chance para que ele abrisse a boca.

Greta entrou no quarto com sua chave reserva e preparou a princesa com um vestido verde-oliva com duas fendas laterais, e detalhes na cintura de dourado trançado. Prendeu seu cabelo em uma trança com fios de ouro, e sua coroa de folhas de louro. Grannus bateu na porta, mas foi Greta quem abriu.

— Avise a princesa que a carruagem está pronta — Grannus falou, sem emoção.

— Quando estiver pronta, sairemos. Agora se retire — disse Heméra, fazendo um gesto com a mão para Greta fechar a porta.

Ela fez questão de demorar bastante, a fim de deixar o guarda esperando. Ao sair do quarto, encarou-o com um olhar provocativo. Ao entrar na carruagem, sentou-se com um sorriso no rosto, e Grannus sentou-se de frente para ela.

— O que a princesinha planeja fazer tão distante do castelo? — falou Grannus, provocativo.

— Você tem perguntas mais importantes a fazer, como: o que me fez escolher você, e não Otis? — falou ela com deboche.

— Eu não tenho dúvidas de sua escolha. Qual seria o motivo de querer ficar mais tempo a sós com o homem que se meteu entre suas pernas? Só não achei que demoraria tanto para querer mais. Por mais que não queira admitir, sei que deseja ter-me dentro de você de novo — falou ele, brincando com ela.

— De fato, aquele dia não sai da minha cabeça, e eu preciso criar novos momentos memoráveis — Heméra provocou.

Ele passou a mão por sua coxa, subindo, e Heméra deixou, até tocar o seu ponto sensível.

— Você também queria isso, certo? Se não, por qual motivo dispensaria minha guarda para ficar na minha porta? — falou ela, segurando a mão dele e a empurrando para longe.

Antes que ele pudesse responder, ela ordenou:

— Levante seu manto!

Ela se aproveitaria desse momento. Ele obedeceu, e era visível que a desejava. Ela levantou o vestido e se sentou sobre ele.

— Veja como você obedece prontamente às minhas ordens — falou ela, segurando nos cabelos dele e puxando sua cabeça para trás.

— Diga, Grannus, quem está sob comando, quem manda e quem obedece? — ela falava, observando o rosto dele. Ele não prestava, mas ela devia admitir que era muito bonito, um homem alto, forte, de cabelos ruivos e olhos cor de âmbar. Ele tinha tudo que um dia ela poderia desejar se não fosse podre por dentro.

— DIGA, AGORA!!!

— Sim, Heméra. Você ordena, eu obedeço — falou, sem ar.

— Muito bem, desta vez sou eu quem terá o prazer — disse ela, ainda sobre ele. Alcançou a adaga na perna e rasgou a garganta dele. Era delicioso ver a cara de desespero de Grannus aos poucos perdendo a vida. Só parou de se deliciar quando chegou ao ápice do seu prazer e os olhos dele perderam completamente o brilho.

— Pare a carruagem — disse ao cocheiro.

Ela desceu banhada de sangue, e o cocheiro olhou assustado para ela. Heméra deu um assovio e três criaturas desceram do céu. Eram Harpias famintas, que ela havia conhecido durante as saídas secretas naquela semana.

— Bom apetite. Minha dívida está paga — gritou ela para as Harpias, que soltaram um rugido de satisfação.

***

Naquela semana, quando saiu, vagara pelas ruas mais escuras do reino a fim de encontrar o melhor destino para o guarda. A criatura precisava ser cruel para que o sofrimento dele não terminasse com a morte do corpo; sua alma precisava sofrer. Durante toda a busca pela criatura ideal, entrou em uma rua distante e isolada. Estava alerta, focando nas criaturas que poderia encontrar no caminho, mas se esqueceu de observar onde pisava e acabou caindo em uma armadilha. De repente estava pendurada por uma corda, de cabeça para baixo.

Do céu desceram elas, as Harpias, lindas mulheres que se transformavam em terríveis monstros com corpos de aves de rapina, rostos de mulher e seios. Heméra sabia como as criaturas eram cruéis e violentas, conhecidas por raptar os corpos dos mortos para usufruir do seu amor e torturá-los a caminho do submundo, passando pelas três regiões que o dividem: Champs-Elysées, que é a parte mais próxima da superfície, o lugar em que os mortos desejam alcançar uma vida de liberdade e prazer eternos; Prados de Asphodelus, a segunda camada, onde a grande maioria das pessoas ficam quando morrem. Chamada terra das indiferenças, pois aqui estão as pessoas que não foram nem boas nem ruins; e por fim, o Tártaro, a parte mais profunda, onde ficam as almas que precisam ser punidas. Pelo histórico de Grannus, seria levado para as profundezas do Tártaro.

— O que faz aqui, criatura? Não lhe ensinaram a ficar longe das ruas perigosas? — falou uma delas, se aproximando.

Heméra estava presa de ponta-cabeça, segurada apenas por uma corda, que ela poderia cortar com sua espada rapidamente, mas não perderia a oportunidade de fazer um acordo com elas. Esperou que as três estivessem à sua volta.

— Estava procurando por vocês.

— Vieste procurar a morte? Caso contrário, por que nos procuraria? — falou uma delas, rindo.

— Não; tenho uma proposta para vocês. Quero causar dor e sofrimento a um homem, mas não vou me contentar apenas com o sofrimento carnal. Quero que ele sofra uma eternidade, e sei que vocês podem fazer isso — falou, com um sorriso malicioso.

— E o que esse homem pode ter feito de tão terrível que mereça esse destino cruel?

— Ele tirou minha honra, minha dignidade e uma parte da minha alma quando me violentou.

— Pois bem, acho um acordo justo. Sua cabeça pela dele. Vamos te libertar, mas terá de pagar sua dívida dentro de três dias. Pode nos encontrar por estas redondezas, é só assobiar. Agora vá, criaturinha — falou uma delas, cortando a corda.

Heméra caiu no chão, e suas costas doeram com o impacto, mas valeria a pena quando acabasse com Grannus.

***

Após as Harpias acabarem com o guarda, a princesa encarou o cocheiro.

— Abra a boca e terá o mesmo fim! — falou, em tom ríspido. Ele apenas assentiu e se virou para a estrada.

— Para onde vamos agora, minha senhora? — perguntou com naturalidade.

— Vamos voltar ao castelo — falou ela, sem demonstrar emoção.

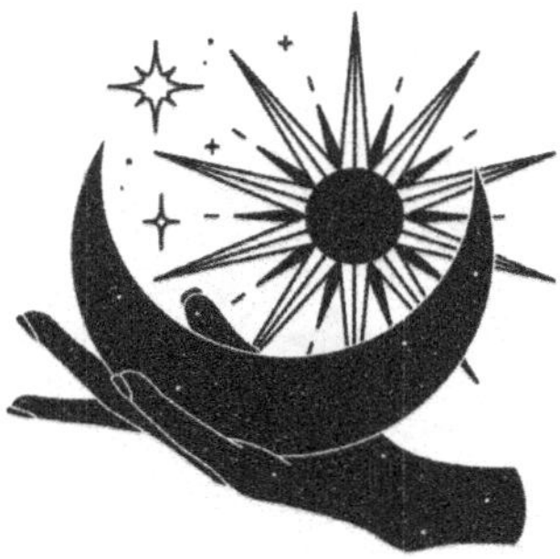

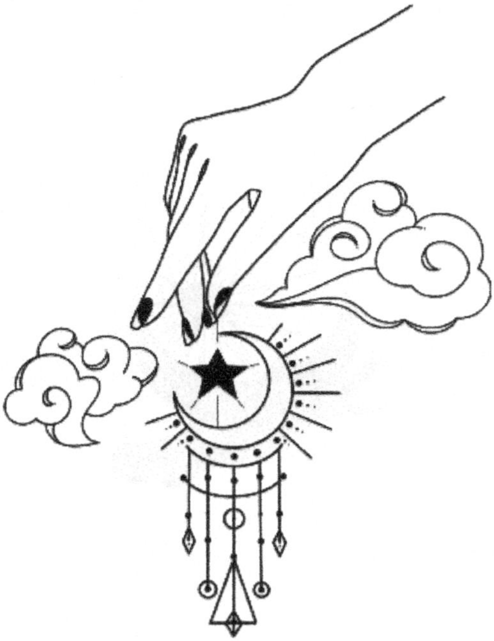

9

Chegando ao castelo, Heméra desceu da carruagem em prantos, o vestido amassado e banhado de sangue, como se tivesse vivenciado uma verdadeira e inesperada tragédia. Os guardas do portão a ajudaram a caminhar até a sala do trono para esclarecer o que aconteceu ao rei e sua guarda. Heméra precisava ser convincente, e para mostrar o terror em seus olhos, apegou-se ao dia em que Grannus a violentou. Para ela era como se estivesse revivendo aquele momento e gritando como não pôde no dia. Ela faria a morte de Grannus parecer tão terrível como quando ele estava dentro dela. Todos poderiam sentir a sua dor só de olhar em seus olhos.

— Foi terrível! Ele insistiu, eu pedi que parasse, pedi para ir embora, mas ele continuou firme e cruel. Foi naquele momento que ele escreveu seu futuro. As bestas o pegaram e devoraram cada pedaço dele, foi horrível! — disse Heméra, chorando. Relembrar-se do que sofrera era algo tão doloroso que ela caiu no chão, desmaiando pelo terror. O que ninguém sabia é que quando falava o que tinha acontecido, não falava exatamente da morte de Grannus, mas do dia em que ele matou algo bom que vivia dentro dela.

Heméra acordou em seu quarto com Amara ao seu lado segurando um chá de ervas calmantes. Não disseram nada, o tempo todo. Alguém bateu na porta.

— Quer que eu mande embora, seja quem for?

— Sim, por favor — disse ela, cansada.

Ele não aceitaria ir embora sem antes vê-la. Otis entrou no quarto, e ao vê-lo Heméra começou a chorar. Ele se aproximou e a abraçou, e ficaram por um bom tempo assim, sem dizer nada, até ela adormecer.

Quando acordou, estava sozinha, e o silêncio dizia que todos dormiam. Ela precisava de um banho, mas não podia acordar Greta, mesmo que tivesse esse direito como princesa.

Voltou para a cama e tentou adormecer novamente. Quando finalmente caiu no sono, sentiu uma mão em volta de seu pescoço, e outra levantando a camisola. Ela começou a se debater. Alguém estava tentando matá-la ou amedrontá-la. Ela abriu os olhos e viu Grannus.

— Achou que iria se livrar tão facilmente de mim, princesinha?

Sem ar, ela tentava gritar.

— Eu vou viver nos seus piores pesadelos!

Nesse momento ela acordou com Otis a sacudindo.

— Foi só um sonho; você está bem?

— Não sei — falou ela, colocando as mãos no pescoço.

— Ouvi você gritando e tive que entrar. Troquei de turno com Atos para ficar na sua porta caso precisasse. Vou ficar aqui para que durma.

No dia seguinte, ao acordar, ela não encontrou Otis no quarto. Greta havia preparado seu banho e suas vestes, e Heméra pediu que a criada se retirasse e a deixasse se lavar sozinha. Ela se sentia suja. Ainda sentia as mãos de Grannus e seu sangue escorrendo pelo rosto. Acreditava que após se vingar dele iria se sentir melhor, e deixou-se levar pela luxúria da vingança, que as trevas que habitavam nela a consumissem. Mas agora, com o passar da adrenalina, estava horrorizada com o que havia feito. Como iria limpar aquele sangue de suas mãos? Como podia ter-se entregado daquela forma para o homem que a violentou só pelo prazer de humilhá-lo? Quem ela havia se tornado?

Já fazia horas que ela estava na banheira. A água esfriara, mas ela não era capaz de sair de lá. Sua pele estava em carne viva devido à quantidade de vezes que ela a esfregava na tentativa de apagar as marcas da violência que sofrera e cometera. Continuava a esfregar freneticamente, e não conteve as lágrimas e o grito preso na garganta. Otis entrou nos aposentos da princesa e a encontrou dentro da banheira de água vermelha, com as marcas evidentes.

— HEMÉRA! O que está fazendo?! — falou ele, assustado, tentando retirá-la da banheira.

— Não me toque, não suje suas mãos! Você não merece se sujar comigo. Eu estou suja, preciso me limpar, mas toda essa sujeira não sai, por mais que eu lave! — disse ela aos prantos.

— O que está dizendo? Venha, vou te tirar daí — disse ele, tentando tranquilizá-la.

Ela não falou mais nada enquanto ele a tirava da banheira e a enrolava em uma toalha.

— Greta, chame Amara agora, diga para trazer ataduras e ervas para feridas abertas!

Ele tentou deitá-la na cama para que Amara pudesse cuidar das feridas, mas ela prendeu seus braços ao redor do pescoço dele. Amara entrou correndo.

— Coloque-a na cama — falou Amara.

— Heméra, fique agora com Greta e Amara. Eu estarei lá fora para te dar privacidade.

Ela olhou para ele, concordando. Amara começou a cuidar da pele esfolada. Heméra estava sem expressão, vazia, distante, quebrada, as lágrimas apenas escorriam. O que estava acontecendo? Era para ela se sentir bem. Sentira-se bem logo após a morte dele, mas foi só a adrenalina do momento. Havia-se igualado a ele. Na verdade, era pior do que ele, usou do corpo que ele mesmo despedaçou para então conseguir tirar-lhe a vida.

— As ataduras foram colocadas com pasta de ervas. Eu virei trocar mais tarde. Agora tome este chá para dormir e descansar — disse Amara.

— Eu não quero dormir — falou de forma vazia Heméra.

— Mas você precisa descansar. Tome o chá.

— NÃO! NÃO QUERO DORMIR, NÃO POSSO DORMIR, TIRE SUAS MÃOS DE MIM, SAIA DAQUI!!! — gritou a princesa, atirando a xícara de chá na parede.

Otis entrou imediatamente no quarto. Amara e Greta estavam assustadas.

— Sirva mais chá e saiam — falou Otis, sentando na cama e a envolvendo com os braços.

— Tome o chá, eu ficarei aqui com você — disse ele, aproximando a xícara.

Ela afastou a mão de Otis, se negando a tomar. Não queria dormir.

— Tome, é uma ordem — disse ele com um meio sorriso.

Ela tomou o chá e deitou no peito de Otis. Sentir o calor da pele dela e seu cheiro era mágico. Ele sempre quis estar assim com ela. Claro que essa não era a melhor situação. Queria ela bem, que ela o amasse como ele a amava.

Ela dormiu dois dias inteiros. Graças às ervas que Amara colocou no chá, não teve pesadelos. Era como se estivesse desligada de tudo. No travesseiro ao lado, um bilhete de Otis, dizendo que havia saído para seu turno na guarda e que voltaria assim que o turno terminasse. Ela se levantou para suprir suas necessidades básicas e aproveitou para escrever um bilhete para o pai.

— Minha senhora, posso entrar? Trouxe as suas comidas favoritas. Você dormiu por dois dias inteiros, deve estar morrendo de fome — disse Greta, entrando com uma bandeja cheia de comida.

— Sim, obrigada, Greta. Pode deixar na mesa, por favor. Preciso que chame Otis e entregue esse bilhete ao meu pai, para que dispense Otis dos seus serviços e o direcione para os meus.

Greta fez uma reverência e saiu. Minutos depois, Otis entrou, preocupado.

— Você está bem?

— Senta-se comigo? — disse ela, fugindo da pergunta.

— Sabe que não posso demorar, estou no meu turno.

— Não está mais. Você foi dispensado dos serviços de meu pai. Agora você trabalha para mim — disse Heméra, dando risada.

— Você só pode estar brincando — falou ele, com um meio sorriso.

— Eu sou a princesa deste castelo e solicitei ao rei que você seja meu guarda, algum problema? — perguntou ela, enfiando um pedaço de pão na boca.

— Seu pedido é uma ordem, vossa majestade — falou, dando uma risada.

Ele passou o resto do dia com Heméra. Alguma coisa estava diferente, ele não sabia o que era, mas estava gostando de estar mais perto dela, como na infância. Quando crianças, eles viviam sempre grudados, fosse competindo ou se divertindo. Onde estava Heméra estaria Otis, até mesmo na hora de dormir.

Estava ficando tarde e era hora de dormir, mas ela não queria adormecer. Na verdade, queria algo para esquecer de tudo, não ser a princesa; queria ser outra pessoa. Ela se levantou e parou na porta do quarto.

— Não saia daqui. Eu voltarei, temos muito o que conversar — ela falou, saindo.

Alguns minutos depois, Heméra retornou com duas taças de metal e um jarro de vinho.

— O quê? — perguntou ele, confuso. — Você nunca bebeu na sua vida, e acho que nem deveria começar. Apesar de que seria muito engraçado ver você bêbada — disse Otis, gargalhando.

— Então vou realizar seu desejo — falou ela, tomando um grande gole.

Os dois riram lembrando das coisas que fizeram na infância. Ele, por ser filho do chefe da guarda, fora criado junto com Heméra, tendo as mesmas aulas e treinamentos. Após terminarem o jarro de vinho, ela se levantou para buscar mais, mas como esperado, já não tinha mais equilíbrio e caiu sobre Otis, gargalhando. Eles estavam muito perto. Ela sentia a respiração quente dele na sua boca, e ele não se moveu para tirá-la de lá. Ao invés disso, olhou dentro dos olhos dela, pretos como a noite, a não ser pelo anel dourado em volta de sua íris. Ela o beijou. Nunca o havia beijado antes, mas a boca dele era tão quente e convidativa que era como se já fizesse isso há muito tempo. Ele se assustou, mas não se afastou. Pelo contrário, puxou-a para mais perto e colocou a mão em sua nuca, segurando seu cabelo com firmeza.

Ela precisava se sentir bem, e Otis lhe fazia bem. Ela precisava dele agora para colar os seus pedaços. E um dia, quem sabe, ela poderia amá-lo. De repente Otis a tira do seu colo, interrompendo o beijo.

— Não podemos fazer isso, não hoje. Você bebeu demais e não quero que seja assim. Quero que você queira me beijar de verdade e não por conta do álcool — falou ele com a voz trêmula; ele queria mergulhar na boca dela e não se separar nunca mais.

— Não estou tão bêbada assim, mal bebi — falou ela, com a voz cansada e arrastada pelo álcool.

— Então você querer me beijar é algo totalmente normal? — disse ele, dando uma gargalhada, mas com o coração cheio de esperanças.

— Talvez seja, podemos descobrir — falou ela, rindo.

— Talvez amanhã; agora vá dormir — falou ele, dando um beijo na testa dela.

— Dorme comigo como fazíamos quando crianças? Por favor? — falou ela, fazendo beicinho.

Ele se deitou e deixou que ela se acomodasse em seus braços. Os dois adormeceram aninhados como faziam na infância. Ninguém jamais colocou maldade na relação dos dois, pois desde criança viviam grudados e se tratavam como irmãos.

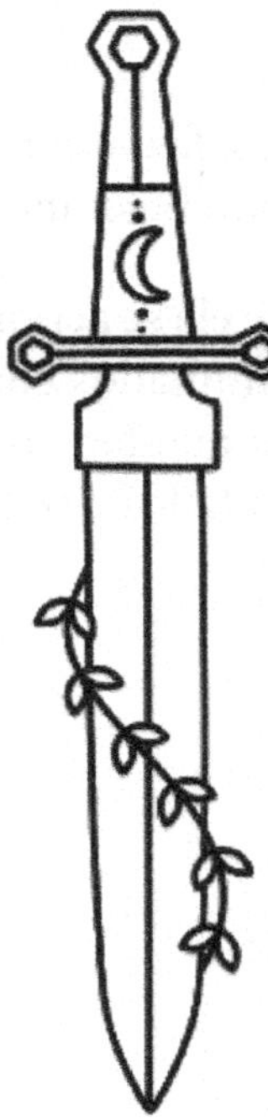

10

Com o passar dos dias, Heméra e Otis ficavam cada vez mais próximos. Era como se ela precisasse dele para estar inteira. Mesmo com essa proximidade, eles ainda não haviam falado sobre o beijo, mas ela queria de novo aquela sensação de ser desejada e respeitada ao mesmo tempo. Ela não sabia se era o vinho, mas os lábios dele tinham um gosto bom. Quando ele não estava por perto, ela sentia que não estava segura. Ela precisava dele, e ele a desejava.

Os dois estavam sentados nas poltronas perto da mesa onde Greta colocara o jantar.

— Acho que preciso visitar o meu quarto às vezes, estou praticamente morando escondido aqui, as pessoas vão começar a falar — falou Otis, brincalhão.

— Greta sabe ser discreta. Além do mais, todos acham que somos como irmãos, nós crescemos juntos — disse ela com naturalidade.

A expressão dele mudou na hora. Era sempre difícil quando ela se referia a ele como irmão.

— E qual o problema de falarem? Eu sou a princesa, e você, o filho do chefe da guarda. Será nossa palavra contra a deles — falou Heméra, mordendo os lábios.

— Me preocupo com você. Sabe como isso pode estragar sua reputação? — falou Otis, preocupado.

Ela se levantou da poltrona em que estava, foi até a porta e a trancou. Ele olhou para ela com dúvida no olhar.

— Agora não precisa se preocupar que alguém te veja aqui — disse ela, sentando no colo dele. O coração dele disparou.

— O que está fazendo? — perguntou ele, quase sem ar.

— Não sei, o que você gostaria de fazer?

— Haha, eu tenho muitas coisas em mente — falou Otis, dando risada.

— Eu gostaria de saber... — perguntou ela, rindo e se aproximando mais do rosto dele.

Otis queria beijá-la, mas a respeitava demais para avançar sem sua permissão. Queria tê-la por inteiro, mas só a teria se ela o quisesse. Heméra se aproximou mais, e em um quase beijo disse:

— Me beije, Otis — a respiração dos dois se misturava, então ele a beijou.

O beijo desta vez foi mais intenso, cheio de desejo. Ela segurou no cabelo dele, puxando de leve, ele soltou um gemido e envolveu as mãos na cintura dela, puxando-a para mais perto. Nenhum dos dois estava pensando direito, nada mais importava. Eles se entregaram sem pensar em quem eram e quais as consequências do que estavam fazendo. Ele estava hipnotizado, ela era perfeita. Começou a beijar cada pedacinho do seu ombro, inclusive as cicatrizes que estavam evidentes. Amava cada centímetro de Heméra. Segurou as pernas dela, levantou-a e colocou sobre a cama. Alguém bateu na porta e os dois deram um pulo.

— Só um momento — gritou Heméra, levantando-se. Otis fez o mesmo com rapidez.

Ela foi até a porta, fingindo estar cansada.

— Amara, a que devo sua visita? Já estava indo me deitar — falou, fingindo sono.

— Há dias que não te vejo, gostaria de saber como você está, fiquei preocupada com você no outro dia — Amara falou, entrando no quarto.

Heméra gelou de pensar em Amara encontrando Otis em seu quarto tão tarde. Mas quando elas entraram ele já não estava lá. Para onde havia ido, ela não sabia.

— Tenho andado meio indisposta, mas graças a você estou bem melhor — falou Heméra para tranquilizar a amiga.

— Precisamos falar sobre as feridas que causou em seu próprio corpo. O que de tão terrível poderia ter acontecido para você se machucar daquele jeito?

Nesse momento, toda a bolha que Heméra tinha criado para se isolar dos problemas estourou, e um filme passou em sua cabeça. Andava evitando pensar sobre o dia em que fora violentada, e passar todo o tempo com Otis a fazia esquecer. Não estava pronta para falar sobre o que havia acontecido nos estábulos, então ficou calada.

— Nos conhecemos há anos e você sabe que pode confiar em mim.

— Acho que não estou pronta para falar sobre o que vem acontecendo comigo, mas um dia estarei. Obrigada por se preocupar, mas ficarei bem. Agora, se me der licença, preciso descansar — disse Heméra, abrindo a porta para a amiga.

— Antes de ir, sabe por onde anda Otis? Não o tenho visto.

— Não, ele deve estar muito ocupado, mas quando o vir, mando te procurar — Heméra falou, séria.

— Obrigada. Sabe onde me encontrar quando quiser conversar.

Heméra trancou a porta e se sentou na cama com o coração apertado. Estava sendo injusta com Amara, havia se afastado da amiga e agora guardava segredos. Estava prestes a se deixar levar pela onda de terror quando Otis saiu da sala de banho e foi em direção à cama, e se sentou ao lado dela.

Sem que ele percebesse, ela enxugou o rosto e sorriu como se estivesse bem.

— Bem, agora sabemos que não estão comentando sobre nós.

— Isso é bom, mas Amara tem razão. Estamos vivendo trancados aqui. Não que eu ache ruim — disse ele, beijando-a.

Eles se aninharam na cama. Ela não conseguia adormecer, com medo de ver Grannus ou o monstro que ela se tornara, mas estava tão cansada mentalmente, se sentindo culpada e injusta. Será que estava usando Otis para se manter inteira? Ela fechou os olhos por um instante, e de repente estava nos estábulos correndo, mas não saía do lugar, era desesperador e sufocante. Heméra acordou assustada. Otis dormia tranquilamente. Ela saiu do seu abraço e com todo o cuidado colocou um casaco e saiu do quarto. Precisava respirar ar fresco, o que não era muito fácil. Estava desorientada e saiu andando pelos corredores escuros, e sem perceber passou pela caixa de areia, atravessou a passagem secreta e caminhou pelas ruas, sem nenhuma cautela, desarmada, apenas com uma camisola e um casaco.

Talvez estivesse mesmo dando sorte ao azar. Talvez alguma criatura tomasse sua vida e lhe poupasse do sofrimento. Descuidada, caminhava entre as bestas famintas sem perceber que estava cercada. Ela simplesmente parou de andar, como se convidasse aquele que fosse mais rápido a devorá-la. Fechou os olhos e esperou a morte a abraçar.

De repente ouviu um grande rugido, como se uma das bestas estivesse avançando, mas em seguida todas as criaturas à sua volta gritaram. Ela abriu os olhos e viu que todas estavam no chão, mortas, e na sua frente aqueles olhos profundos como a noite. Naquele momento ela não sentia medo, e mergulharia nas profundezas daqueles olhos. O olhar dele era impiedoso. De repente, ele se aproximou. Estava tão próximo que era possível sentir seu hálito fresco. Com uma das mãos segurou com força o corpo dela contra o dele, forte o bastante para que ela arqueasse o corpo para trás a fim de continuar olhando nos seus olhos. A audácia dela era excitante, então ele a beijou. Heméra sentiu como se todo o seu corpo estivesse prestes a explodir. Ela queria ser engolida e devorada pelo desejo. O beijo era brutal e grosseiro, como se ele também não quisesse esconder o que sentia naquele momento. Ela não sabia dizer se era desejo, raiva ou uma mistura dos dois.

O beijo foi longo. Nem percebeu quanto tempo havia passado, mas também não percebeu quando estava novamente no castelo; como foi parar lá, não sabia dizer. Devagar, ela caminhou até seu quarto. Ainda podia sentir sua boca formigando e o cheiro de ervas e canela do estranho. Otis ainda dormia quando ela se deitou ao seu lado e adormeceu.

Quando acordou, não sabia se o beijo fora real ou um sonho, mas ao olhar para Otis decidiu que isso não importava; era Otis quem ela queria amar. Eles mereciam essa chance, e ela não se deixaria levar por um desejo inconsciente. Quando dormiam juntos na infância, sempre o acordava subindo sobre ele e prendendo suas mãos como aprendera no treinamento. Ela o encarava sorrindo enquanto ele acordava, e em um movimento brusco Otis virou o jogo, e agora era ela que estava presa.

— Você sabe que nunca foi capaz de vencer nesse jogo.

Ele segurava as mãos dela sobre a cabeça e a encarava com um sorriso no rosto e um brilho no olhar. Ela sabia que ele era a melhor escolha, se é que existia uma escolha. Nem mesmo sabia se o beijo com o estranho havia sido real ou apenas um fruto da sua imaginação guiada pelo desejo de ser salva de toda aquela tormenta de pesadelos. Mas por que ele e não Otis? Será que ela tinha medo de que Otis não a aceitasse com todas as suas sombras e defeitos? Bem, ela descobriria. Entretanto, não seria agora; daria uma chance à vida ao lado de Otis.

Após um tempo se encarando, ele desceu até encontrar a boca dela. Isso era tudo que ele sempre quis. Soltou as mãos dela e deixou seu corpo se encaixar no dela. O cheiro dela era embriagante, mas desta vez estava um pouco diferente. Tinha um toque de canela e ervas doces; tinha de admitir que o cheiro combinava muito com a pele dela, e poderia se perder ali para sempre. Com um gesto suave abaixou as alças da camisola para beijar seus ombros, descendo aos poucos para explorar cada pedacinho dela. Eles respiravam com dificuldade. Cada toque, cada beijo era como uma descarga elétrica no seu corpo. Nunca havia sentido isso. Ela mordeu os lábios para segurar um suspiro quando ele beijou o lado interno de sua coxa. Queria se entregar a ele, mas de repente a porta do quarto se abriu. Os dois olharam ao mesmo tempo e viram Amara parada.

— Me desculpe, não devia ter entrado assim. Mas pelo que vejo, nós temos segredos agora — falou Amara, saindo.

Heméra se levantou com a intenção de ir atrás da amiga, mas Otis a impediu.

— Ela está chateada, deixe as coisas esfriarem — disse ele para acalmá-la.

— Você deve estar certo. Agora, melhor trocar de roupa. Mandei Greta preparar um café especial para você, fora deste quarto. Mais tarde procuramos Amara para conversar.

Heméra estava preocupada com Amara, mas não podia lidar com isso agora. Otis estava certo, seria melhor deixar as coisas esfriarem. Além do mais, ela aproveitaria que Otis estava em treinamento para sair escondida até a mercearia. Ela se trocou, colocando uma roupa de treinamento preta que a fazia parecer da guarda, e separou também um manto comprido. Ninguém a poderia reconhecer desta vez.

Chegando ao jardim, Greta havia preparado um piquenique para os dois, igual aos que faziam na infância. A princesa soltou uma gargalhada e sentou-se com Otis ao lado da cesta. A criada havia colocado pão, queijo de cabra, azeitonas e figo. Para beberem, serviu vinho diluído em água. Ele estava tão feliz quanto quando era criança. Ela gostaria de voltar no tempo para quando não precisava se preocupar com nada além de treinar e provocar Otis. Quando terminaram de comer, ele se retirou para o treinamento, e Heméra aproveitou que estava no jardim e saiu pela passagem da caixa de areia, quando ficou sozinha.

Precisava ser rápida e discreta. Vestiu sua capa e caminhou com a cabeça baixa. A mercearia ficava a algumas ruas da casa abandonada. Chegando à mercearia que visitara no outro dia, entrou com naturalidade e se direcionou ao merceeiro com um pequeno aceno.

— Alguns dias atrás, uma das criadas da princesa esteve aqui atrás de alguns livros informativos. Como responsável pela segurança pessoal da princesa, preciso saber: o que a criada procurava pode apresentar algum perigo para a princesa? — ela perguntou, firme e fria.

— Consigo me lembrar. Foi uma das poucas mulheres da sua posição que veio atrás de livros. Ela não me parecia perigosa, e até mesmo a orientei quanto aos livros e a ideia que ela poderia passar.

— E qual seria essa imagem? — falou ela, como se o interrogasse.

— Como a senhora deve saber, a feitiçaria é algo proibido desde antes mesmo de a maldição ser lançada, mas se tornou abominável após sermos amaldiçoados com duzentos anos de noites eternas — falou ele, como se contasse uma história, mas se calou quando alguém entrou pela porta da mercearia.

— Estamos fechados — avisou Heméra ao estranho que entrou. Foi até a porta e a trancou.

— A senhora não pode fazer isso! Preciso de dinheiro para manter esta mercearia — falou ele, assustado.

— Fique tranquilo — ela jogou dez moedas de ouro no balcão. — Agora me conte tudo o que sabe sobre a maldição.

— Isso é muito mais do que eu ganharia no mês inteiro! — falou ele com os olhos arregalados.

— Então faça valer cada centavo — falou ela com um sorriso.

— Claro, será uma honra. Vamos nos sentar, vou fazer uma xícara de chá para a senhora.

Ela passou horas na mercearia; ele tinha muito que contar. Antes de ir embora, ela lhe entregou mais algumas moedas de ouro.

— Eu nunca estive aqui, nunca conversamos sobre isso. E quanto aos livros, ninguém nunca saberá que o senhor os vendeu, pois como sabemos, tudo que envolve feitiçaria é "proibido", e perderíamos as cabeças só por olhar para eles — disse Heméra, rindo. Mas antes de sair perguntou:

— Por que o senhor me contou tudo isso, sabendo que poderia se encrencar?

— Tenho certeza de que as informações que te dei serão usadas com sabedoria, e em todo caso, você nunca esteve aqui — falou o merceeiro, piscando para ela.

Ele lhe havia contado muitas coisas, e ela não percebeu que passou horas na mercearia. Quando voltou à rua, estava sem guardas, o que significava que já era bem tarde. Precisava se apressar para chegar ao castelo inteira. Saiu correndo, com a mão no cabo da espada. Agora teria de pensar em como explicar para Otis onde estava, pois provavelmente já devia ter ido procurá-la. E como passaria por ele com os livros nas mãos?

Chegando à passagem, ela atravessou até o castelo, e deixou os livros sobre a escada da saída secreta. Voltaria outra hora para buscá-los. Correu direto para seus aposentos, e quando entrou deu de cara com Otis, que estava preocupado.

— Onde você estava, e por que está toda suada?

— Bem, estava correndo. Não tenho treinado nestas últimas semanas. Agora preciso tomar um banho, poderia chamar Greta? — Heméra falou, tentando parecer tranquila.

— Deixe que vou esquentar a água para o seu banho, não vamos incomodar Greta — falou ele, dando um sorriso.

Após o banho, ela encontrou Otis em sua cama, aparentemente dormindo. Ela havia demorado na sala de banho. Ao observá-lo, ela sabia que poderia amá-lo. Deitou-se na cama com cuidado e se encaixou no corpo dele.

— Eu te amo, Heméra — sussurrou.

Ela ficou calada, sem reação. Era como se parasse de respirar. Então ela afundou sua cabeça no peito dele e dormiu. Ela poderia um dia amá-lo. Sabia disso, ou pelo menos queria acreditar nisso.

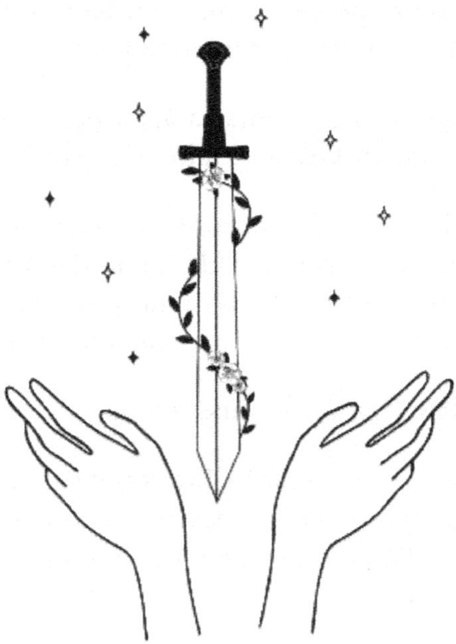

11

Fazia dias que Heméra não via Amara. Precisava conversar com a amiga sobre o que havia acontecido nas últimas semanas. Elas se conheciam desde crianças. Amara chegou ao castelo com dez anos, sendo apenas dois anos mais velha que Heméra. O fato de o reino ter-se tornado perigoso após a maldição se instalar fazia com que a princesa não tivesse contato com outras pessoas da alta sociedade, o que a aproximava dos filhos dos guardas e dos criados que ali viviam. Era muito comum a chegada de novos trabalhadores ao castelo, principalmente de outros reinos. Com a escassez de recursos e mão de obra em Erétria, o rei oferecia uma grande quantidade de ouro àqueles que desejavam oferecer seus serviços à Coroa.

A mãe de Amara era curandeira, e um dia ela seria uma também. Por conta disso, tinha contato frequente com

Heméra e Otis, que viviam se machucando com suas competições no treinamento da guarda. A garota não entendia o motivo de a princesa estar sempre lutando e treinando com a guarda, mas, levando em consideração as condições do reino, poderia ser importante saber usar uma espada.

A rainha Hera gostava de estar próxima da curandeira, porque muitas delas faziam uso escondido de magia, o que poderia ser útil para ela algum dia. Por conta disso, ela muitas vezes concedia favores e privilégios a elas, conquistando sua lealdade. Com Amara e a mãe não foi diferente. A rainha deu à menina tudo que uma mãe poderia desejar, boa educação, bons modos e uma posição de prestígio no castelo. Um dia seria a chefe da enfermaria e das curandeiras. A prática de feitiçaria era proibida, e isso fazia com que as feiticeiras escondidas no castelo fossem mais leais ainda.

A proximidade com a rainha Hera fez Amara ser muito presente na vida de Heméra, criando fortes laços. Não havia segredos entre elas, estavam sempre juntas nas horas vagas, e Otis sempre estava com elas. Conforme foram crescendo, Amara desenvolveu sentimentos por ele, e nunca escondera isso da amiga, que até mesmo incentivava que eles se envolvessem. Mas Otis não pensava em ninguém que não fosse Heméra, e muitas vezes esse fato fazia com que Amara odiasse a princesa. No dia do seu aniversário de dezoito anos, Amara invadiu o quarto de Otis disposta a se entregar para ele. Era tarde e o castelo dormia. Chegando ao quarto, ela tirou suas vestes e se deitou ao lado dele, acordando-o com beijos.

— Amara, o que está fazendo? — falou ele, sentando na cama e se afastando dela.

— Por favor, Otis, hoje é meu aniversário — falou ela, se aproximando.

Otis nunca havia visto uma mulher sem suas vestes assim tão de perto. Ele não podia negar que Amara era linda, com sua pele cor de café, seus cabelos longos e ondulados e aqueles olhos cor de caramelo.

— Eu não posso. Você sabe que meus sentimentos são de Heméra. Não posso fazer isso com você, não seria justo — falou ele, balançando a cabeça em negativa.

— Eu não me importo, Otis, por favor! — implorou ela, pegando as mãos dele e colocando sobre seu coração. Ela seria dele, e um dia, talvez, ele se apaixonasse por ela. Ela o faria se apaixonar.

Ele ficou mudo e sem reação, e ela se aproximou, beijando-o.

— Por favor, Otis — ela disse, se entregando para ele.

Ele não conseguiu dizer não para ela, apesar dos sentimentos por Heméra. Além do mais, Amara era muito linda e apaixonada por ele. Desse dia em diante os segredos começaram a existir entre ela e Heméra. Otis não aceitava que Amara contasse a ninguém, e todas as noites ela se deitava sozinha desejando que ele a amasse de verdade.

***

Heméra estava em frente à porta de Amara. Queria contar à amiga o que acontecera nas últimas semanas, mas não sabia se era capaz de falar sobre toda a humilhação que sofrera. Ao entrar, chamou por Amara, que respondeu da sala de banho.

— Vá embora, eu não preciso de mais mentiras!

— Amara, precisamos conversar. Quero ser sincera com você e falar sobre tudo o que aconteceu nesse tempo. Somos amigas há muitos anos e não podemos deixar nossa amizade acabar assim. Sei que errei, mas quero consertar meu erro — falou Heméra, como súplica.

A curandeira saiu vestida com um roupão e se sentou na cama.

— O que pode ter acontecido de tão sério a ponto de não contar para sua melhor amiga? — falou ela com lágrimas nos olhos.

— Bem, espero que entenda o motivo de não ter te contado. É muito difícil falar sobre o que aconteceu. Tudo começou depois do meu aniversário. Saí escondida, usando as vestes de Greta, mas fui pega por Grannus, que ameaçou me entregar e mandar Greta para a forca por traição. Fiquei com muito medo, estava nas mãos dele. Dias depois, ele mandou que o encontrasse nos estábulos.

Hémera começou a chorar.

— Provavelmente nesse dia ele deve ter te procurado com feridas no braço e na mão. Bem, quando ele chegou aos estábulos, perguntei o que queria em troca do silêncio. Ele foi chegando cada vez mais perto. Eu estava com medo, alcancei um ancinho e enfiei no braço dele. Saí correndo, mas ele me pegou pelos cabelos, e no mesmo momento acertei a adaga na mão dele, me livrando. Mas quando estava perto da saída, escorreguei — ela soluçava entre as palavras — eu escorreguei, escorreguei, foi horrível! — Ela tomou fôlego para continuar: — Ele pegou no meu pé e me arrastou até uma baia. Tentei me soltar, eu tentei, mas ele era muito maior! — Era difícil terminar de falar.

— Heméra, eu estou com você! — disse Amara, abraçando-a.

— Ele me jogou sobre o feno, levantou meu vestido e me humilhou da pior forma possível. Tirou minha dignidade e minha honra, e ao terminar ele desabou sobre mim. Fiquei sem reação. — As palavras de Heméra eram como um sussurro.

— Eu sinto muito, isso é horrível!

— Eu queria te contar, mas me sentia tão culpada e suja que não conseguia falar. E depois da morte dele eu tenho pesadelos. Ele me persegue, e esse é o motivo de ter-me aproximado intimamente de Otis. Quando crianças, ele sempre dormia comigo quando eu tinha medo, e desta vez não foi diferente. Eu me sinto bem com ele, e acabou rolando. Não queríamos te magoar, não foi nada planejado, só aconteceu.

— Está tudo bem. Nós prometemos não deixar que um garoto estragasse a nossa amizade, certo?

— Sim. Falando nisso, não contei a Otis o que aconteceu, não estou pronta para isso — falou ela, envergonhada.

— Seu segredo está guardado, pode contar comigo — Amara falou, e a abraçou.

Elas ficaram um bom tempo abraçadas, então Amara se despediu dando um beijo na testa da princesa. Heméra voltou para seus aposentos. Otis não estava lá. Ela se trocou, estava exausta. Lembrar-se de tudo aquilo esgotava suas energias.

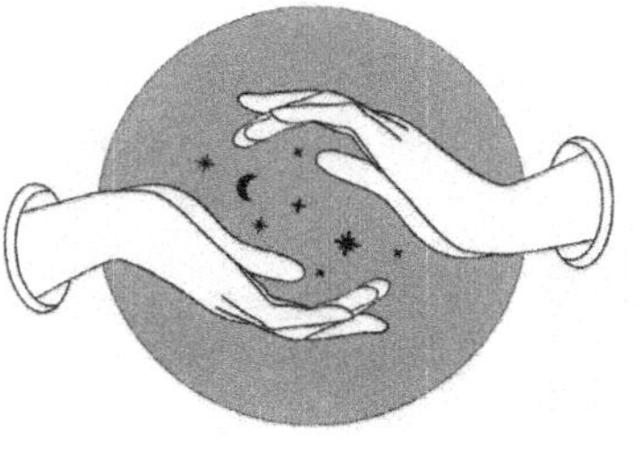

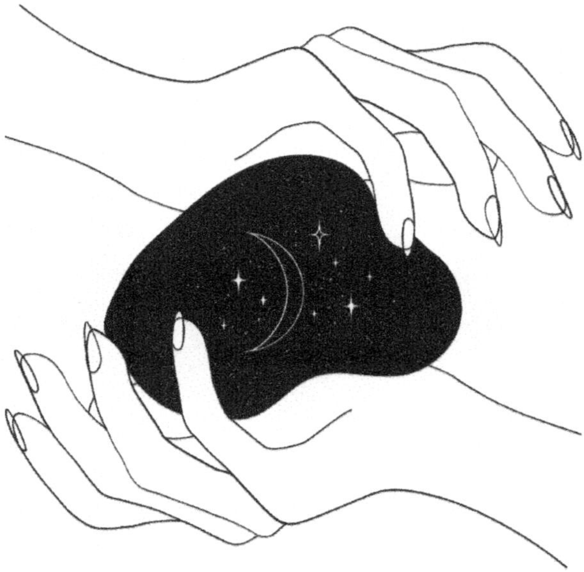

12

Heméra estava nos estábulos. Não ia ao local desde que tudo aconteceu. Alguém estava vindo. Os passos eram pesados como de um homem grande. Estava escuro, mas ela conseguia ver o seu rosto. Quando o reconheceu, ficou sem ar, tremia e chorava. Como era possível ele estar ali? Ela não ficaria para descobrir. Mesmo sem ar, começou a correr, mas ele era muito rápido e mais forte. Não poderia lutar. Com um empurrão ele a derrubou de cara no chão. Seu nariz sangrava Tentou se segurar em alguma coisa no chão, mas não havia nada. Tentou cravar os dedos na terra, mas eles sangravam. Era impossível escapar. Assim como da outra vez, ele a jogou na baia sobre o feno.

Heméra gritava enquanto dormia. Seu nariz e os dedos estavam banhados de sangue. Ela precisava acordar, mas não conseguia. Tudo era muito real. Um dos guardas da porta entrou e mandou que chamassem Amara, pois a princesa estava ferida e não acordava. O guarda procurou por Amara em todo o castelo, mas não a encontrou. Nem Otis estava lá para ajudar. Ele então chamou Greta, que correu até o quarto.

Heméra ainda gritava e sangrava. A criada a sacudia, mas ela não acordava. Mandou que enchessem a banheira com água fria, mas antes que a levassem à sala de banho, parou de gritar. Estava calada, mas seus olhos continuavam a pingar, chorando em silêncio.

Heméra estava paralisada. Aquilo já havia acontecido e ela sabia como acabava. Entregou-se à dor e à humilhação de ser violada novamente por Grannus, e mais uma vez sua alma se despedaçava. De repente, ainda no pesadelo, Grannus desapareceu, e quem estava sobre ela, mas a sacudindo, era o estranho de olhos profundos, que gritava:

— Acorde, Heméra, acorde! — o estranho repetia.

— Me faça esquecer, por favor! — disse ela entre soluços.

— Sabe que não posso. Não funcionou da primeira vez, não funcionará agora, você deve acordar — falou ele, tão perto que ela se perdeu em seus olhos.

Como se estivesse se afogando com o próprio ar, ela acordou em um susto. Lá estava Greta aterrorizada, chorando, e os guardas espantados. Otis entrou correndo.

— O QUE ACONTECEU NA MINHA AUSÊNCIA?! VOCÊS SÓ TINHAM QUE PROTEGÊ-LA POR

ALGUMAS HORAS! SAIAM TODOS! — gritou Otis aos guardas e à criada.

— Heméra, precisa me dizer quem fez isso! O que aconteceu? — falou ele, limpando o sangue do rosto dela.

— Ele morreu, ele morreu! Ele não pode, não pode estar aqui!

Ela estava confusa e não conseguia falar nada que fizesse sentido.

— Eu não vou mais sair do seu lado. Amara apareceu no meu quarto querendo conversar sobre aquele dia. Tentei dispensá-la várias vezes, mas ela sempre tinha algo para falar — disse ele, levando-a para a sala de banho. Greta havia deixado o banho pronto para ela.

Ele a despiu, colocou-a na água e a lavou. Ela não parecia estar ali. Estava em pânico, respirava com dificuldade, suava frio, tremia muito e repetia a mesma frase seguidas vezes: "ele está aqui, ele está aqui". Otis estava perdido. Quem seria "ele"? Onde estaria, e por que ela o temia tanto? A Heméra que conhecera não tinha medo de nada, mas o que a aterrorizava era maior que isso.

A princesa não pregou os olhos no restante da noite. Otis não saiu do seu lado, tentando tranquilizá-la, mas reviver aquele dia foi terrível. E como poderia estar machucada, se estava sonhando? Como o estranho havia aparecido? Por que ele vivia a salvando? Era tudo muito confuso. Não conseguiria dormir novamente, mas não queria incomodar Otis. Deitou ao seu lado e fingiu dormir, e em seguida ele apagou. Ela se levantou assim que percebeu que ele estava em sono profundo, vestiu um casaco grande e pediu que o guarda na porta a acompanhasse até o jardim para respirar ar fresco. Disse-lhe que esperasse em um lugar de onde não era possível ver a caixa de areia. Levantou a tampa da passagem secreta e alcançou os livros que havia deixado lá, enfiou-os no casaco para que o guarda não os visse, e retornaram ao quarto em silêncio. Havia esperado a troca de turno dos guardas para não encontrar nenhum dos que antes estavam lá.

Heméra entrou na sala de banho e fechou a porta. Sentou-se escorada contra a porta para evitar que alguém entrasse. O primeiro livro que pegou falava sobre os deuses. Não havia entendido o motivo de o merceeiro lhe entregar esse livro, e muito menos o que o levava a ajudá-la — se é que a estava ajudando.

As primeiras páginas traziam gravuras que representavam cada um dos deuses. Uma lhe chamou a atenção. Era o homem alto, moreno, de cabelos negros como a noite e olhos profundos como o oceano. Intitulavam-no Ícelo, um deus do submundo que tem a capacidade de vir ao mundo mortal, podendo mudar de forma para interagir com os humanos, e até se transformar em animais e monstros. Era a personificação dos pesadelos. Então era assim que o estranho se chamava.

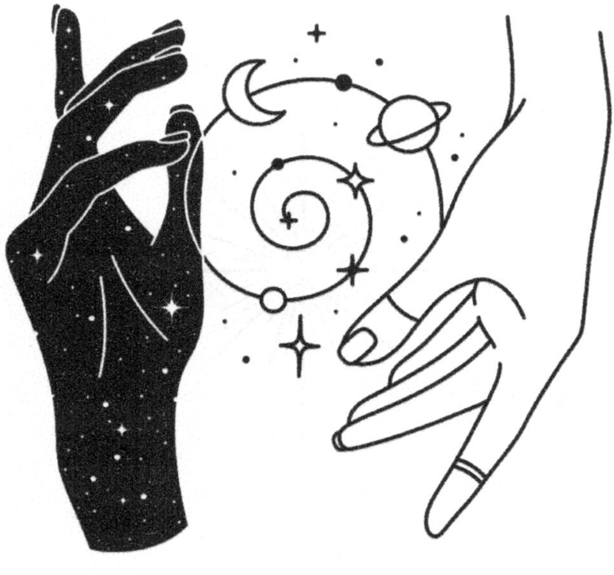

13

Heméra saiu da sala de banho antes que Otis acordasse, pois queria esconder os livros em um fundo falso do armário. Ele não estava pronto para saber sobre tudo. Otis sempre foi um rapaz extremamente justo, honesto e leal à Coroa, e sem a devida explicação ele seria capaz de entregar até mesmo Heméra; sua lealdade à Coroa viria em primeiro lugar.

Otis muitas vezes a fazia lembrar-se do pai, o rei, sempre justo, leal, honesto e misericordioso. Pelo menos, um dia ele fora assim. Com o passar dos anos, Eros se tornou amargo. O fato de não poder sair do castelo nem mesmo para fazer seu dever era uma tortura, vendo seu reino cada vez mais se tornar tudo aquilo que ele temia. O lugar que antes era colorido, cheio de vida e alegria, se tornara um lugar úmido, sem cor. As noites eternas fizeram com que grande parte da vegetação morresse, e a escuridão escondia a beleza das ruas, agora habitadas por bestas, animais e monstros famintos. Além de tudo, muitos dos moradores do reino morreram. Alguns tentaram fugir, outros tiraram a própria vida, e muitos foram devorados. Todas as mortes pesavam na cabeça de Eros, mas nada doía mais do que perder Camarã. Ele ainda a amava, sempre a amaria, mas sabia que ela nunca o perdoaria por deixar que sofresse o luto sozinha. Ele merecia a maldição e fazia questão de deixar que toda a culpa e a amargura o consumissem. Talvez assim conseguisse lidar com a perda da amante e da filha.

***

Otis acordou com o barulho de Amara entrando no quarto.

— Heméra, o que aconteceu? Me disseram que estavam me procurando ontem no fim do dia, mas não estava nos meus aposentos. Deixe-me examiná-la — falou, preocupada.

— Estou bem, devo ter caído da cama — disse Heméra. Não suportaria relembrar tudo outra vez.

— Venha, vou cuidar de você — falou a curandeira, levando a princesa para a enfermaria.

No caminho, nenhuma das duas falou uma palavra até Amara perguntar:

— Então, como Otis é na cama? Não deve ter caído do nada de cara no chão — disse, dando risada.

— Bem, não sei, nós nunca... você sabe, caí enquanto dormia — disse Heméra, desconfortável com a pergunta.

— Nossa, foi uma queda feia!

Heméra não respondeu mais nada, e ficaram em silêncio.

Otis levantou preocupado com a princesa. O que poderia ter causado aquilo na noite passada? Como era possível um sonho a ferir? Quem a estaria assombrando? O que ela não estava contando a ele? Eram muitas perguntas que precisavam de respostas, e a única pessoa que poderia responder era a própria Heméra. Mas enquanto isso iria interrogar os guardas e a criada. Dirigiu-se aos aposentos de Greta, que, ao ouvir as batidas na porta, abriu.

— Otis, em que posso ajudar? Heméra está bem?

— Greta, perdoe o incômodo. Não aconteceu mais nada. Ela está com Amara. Preciso que me conte exatamente o que aconteceu ontem com a princesa — falou, com gentileza.

— Quando cheguei ao quarto ela já estava machucada. Tentei acordá-la diversas vezes. Ela gritava sem parar. Seja lá o que ela via, parecia extremamente aterrorizada.

— Consegue se lembrar das outras vezes que Heméra se machucou sem explicação?

— Além do dia em que o senhor a encontrou na banheira toda machucada, teve outra vez que chegou aqui sangrando muito entre as pernas, as roupas sujas de terra. Ela pediu que nunca mais perguntasse ou falasse sobre esse dia, e estou traindo a princesa ao lhe contar isso, mas se precisar ir para a forca para ajudá-la, irei sem pensar.

— Fique tranquila, não contarei a ninguém, mas vou descobrir o que aconteceu para que ela tenha tanto medo. Fico grato, Greta.

Otis precisava ainda falar com os guardas da noite. O que Eros e Atlas podiam ter visto que a criada não viu? Pelo que parecia, Heméra estava escondendo muitas coisas dele. Como sempre, queria lutar suas batalhas sozinha, mas essa com certeza não era uma batalha para enfrentar sozinha, e ele iria descobrir.

***

As duas ficaram caladas por um bom tempo na enfermaria, enquanto Amara cuidava dos machucados da princesa.

— Sei que o dia de ontem foi horrível e que esses machucados não são de uma queda. Olhe para suas mãos! Praticamente arrancou toda a pele das pontas dos dedos. Não quero que me conte se não estiver pronta, mas sabe que estou sempre pronta para te ouvir.

— Sou grata por isso. Está terminando? Estou tão cansada...

— Sim, vou só preparar um chá para você dormir.

— Não se incomode com isso — disse Heméra, saindo sem se despedir.

Precisava entender o que aconteceu, e como Ícelo sabia que ela estava tendo aquele pesadelo. Se existia alguém capaz de entender, seria ele, o deus dos pesadelos. Ela saiu da enfermaria e foi direto para o quarto pegar um manto. Iria atrás dele.

Foi direto para a caixa de areia. As ruas estavam movimentadas, por ser cedo ainda. Passou pelo beco e não o viu. Chamou por ele, mas sem sucesso. Decidiu então ir até a mercearia; o merceeiro poderia saber de algo. Ela entrou e, como da outra vez, trancou a porta. O merceeiro, que não havia revelado seu nome, a reconheceu e pediu que fosse para os fundos, onde faria um chá.

— Fico grata, mas recusarei o chá — falou ela, retirando o manto e revelando suas mãos enfaixadas, seu rosto com hematomas e o nariz quebrado.

— Pelos deuses, o que aconteceu com você?!

— Espero que o senhor possa me ajudar a descobrir — falou ela, entregando-lhe algumas moedas de ouro.

— Guarde seu dinheiro. Venha sentar-se aqui e me conte.

Ela contou tudo o que era importante para entender o problema, mas sem citar seu ponto fraco e a humilhação.

— Certo. Então, enquanto dormia, os ferimentos apareceram como se de fato estivesse vivenciando a situação? E ninguém conseguia te acordar de maneira alguma... Vejamos o que podemos encontrar aqui.

Ele se levantou, revelando uma biblioteca secreta. Com certeza esse homem não era só um simples merceeiro, e confiava muito nela a ponto de revelar alguns segredos, mas não o bastante para falar o seu nome. Será que poderia confiar nele? Não entendia por que ele correria o risco de perder a cabeça para ajudá-la.

— Por que está me mostrando isso? Não tem medo de perder a cabeça se alguém descobrir?

— Bem, se isso acontecer, nós dois perdemos as cabeças. Enquanto você quiser manter a sua sobre o pescoço, estarei mantendo a minha a salvo — falou ele com um sorriso. — Agora venha, Heméra, vamos descobrir o que aconteceu.

— Do que me chamou? Como sabe meu nome? — ela estava surpresa. Ninguém além dos criados do castelo a reconheceria. Jamais sair do castelo lhe havia dado essa vantagem, seu rosto não era conhecido.

— Eu sei de muitas coisas, agora venha — falou ele tranquilamente, para que ela entrasse na biblioteca secreta.

— Quem é você? Por que nunca disse seu nome?

— Princesa, existem coisas que não devem ser ditas em voz alta — falou ele, alcançando um livro no topo da estante.

Ele era realmente um homem muito misterioso, mas ela precisava da ajuda dele para entender o que estava acontecendo.

— Encontrei! Feitiçaria dos sonhos. Como suspeitava, alguém a enfeitiçou. Analisando a gravidade dos ferimentos e a resistência em acordar, é uma feiticeira muito poderosa.

— E como ela poderia saber o que me fazer sonhar para me atingir? Isso quer dizer que é alguém que conheço?

— Não necessariamente. Dependendo da feiticeira, ela é

capaz de fazer com que acesse seus piores medos, e usá-los contra você sem necessariamente saber o que é. De acordo com os textos antigos, após serem atingidas pelo feitiço, muitas pessoas não acordam e ficam revivendo o mesmo pesadelo até enlouquecer e no sonho tirar a própria vida, para assim pôr fim ao sofrimento. Mas existem outras que conseguem acordar. Podem matar em vida aquilo que lhes causa medo, ou encontrar quem está causando os pesadelos. O responsável sempre deixa uma marca pela qual pode ser reconhecido pela vítima.

— E se o que lhe gera medo já estiver morto?

— Aí você terá de ser capaz de descer ao submundo e matá-lo novamente; mas não é uma coisa fácil de fazer.

— Eu sei como conseguir, mas não posso revelar agora — disse ela. Pediria a ajuda de Ícelo. — Preciso ir; sou grata pela ajuda. Levarei estes livros comigo para entender um pouco mais. Não será um problema, certo? Já que estamos juntos na forca — Heméra ria.

Agora precisava encontrar Ícelo. Somente ele poderia levá-la ao submundo para matar Grannus mais uma vez. O problema é que havia dado Grannus às Harpias para o usarem, mas teria de tomá-lo novamente, e novamente ficaria em dívida com elas. Esse era o único jeito de se livrar do pesadelo, já que não sabia quem podia ter lançado o feitiço.

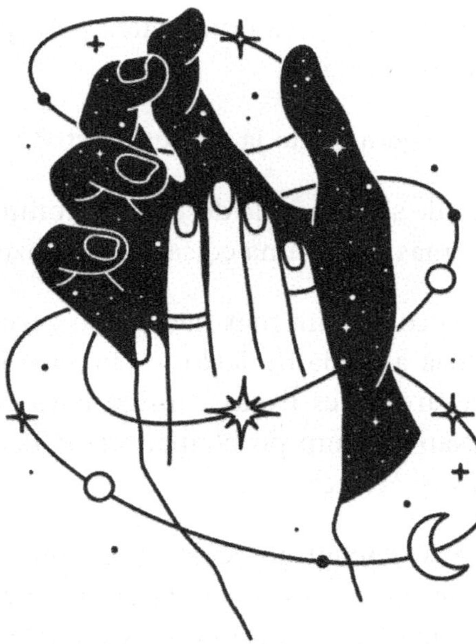

14

Após sair da mercearia, percebeu que havia ficado lá por horas. Otis já devia ter notado sua ausência e faria várias perguntas. Deixaria para encontrar Ícelo depois, agora precisava correr para o castelo. Entrou na casa abandonada para passar pela passagem secreta, mas havia algo estranho; alguém estava na casa. Ela precisava chegar próximo da entrada o mais rápido, mas não podia fazer barulho. Fosse lá quem estava na casa, fedia como a morte. Ela saíra do castelo somente com a camisola e o manto; não podia estar com a espada. Levantaria suspeitas, pois aonde poderia estar indo com uma espada e as mãos enfaixadas? Teve sorte de sempre deixar no bolso falso do manto uma adaga, mas pelo barulho o que estava na casa não seria fácil de matar apenas com a adaga, que mal conseguia segurar com as mãos machucadas. Precisava pegá-lo de surpresa.

Andou devagar para não fazer barulho. A criatura estava no quarto ao lado da passagem secreta, e pelo ruído que fazia com os pés devia ser grande e pesado. Chegando mais perto, ela percebeu que a criatura era um minotauro, ser com cabeça e cauda de touro e corpo de homem. Agora ela tinha duas escolhas: voltar ao castelo pelos portões e ser punida, ou atrair o minotauro para fora. Mas nenhuma das opções era viável. Tinha de usar a inteligência, ou acabaria morta.

Ela continuou andando como se não pesasse um grama. Saiu da casa, subiu no telhado e contou os passos até o local em que a criatura estava. Tinha de ser precisa, pois se errasse um centímetro, ele a mataria. A casa era bem velha, o que favoreceu seu plano. Levantou com cuidado as telhas de barro. Conseguia ouvi-lo, com sua respiração forte. Agora não tinha mais volta; com a adaga na mão ela pulou, quebrando o forro de madeira e caindo exatamente sobre as costas do minotauro. Assustado, ele tentou derrubá-la batendo as costas na parede, mas mesmo com a dor de ser prensada ela conseguiu passar a adaga no pescoço da criatura, que caiu fazendo um grande barulho.

Agora precisava dar um fim no corpo, pois se ficasse na casa atrairia mais bestas. Ela arrastou o minotauro para fora com dificuldade. Tinha sorte de que a casa era afastada. Alcançou uma tocha que iluminava a rua e ateou fogo no corpo. Após isso, saiu correndo para dentro da casa e trancou a porta com uma barra de ferro. A invasão era sua culpa, pois ao sair apressada não conferiu se havia fechado a porta.

Correu pela passagem secreta, pensando numa desculpa para dar a Otis. O problema maior seria explicar as roupas cheias de sangue e poeira. Chegando à escada da caixa de areia, subiu devagar e observou se não havia ninguém por perto. Abriu a tampa e correu o máximo que conseguiu. Quando se aproximou do seu quarto, viu Otis na porta, enfurecido, mandando os demais guardas procurá-la. Ela deu meia-volta e correu para a área dos criados. Precisava encontrar roupas limpas e um lugar para se lavar. Não tinha outra escolha senão banhar-se em uma das fontes dos santuários. Os gregos levavam muito a sério o momento de cultuar os deuses, e exigiam que se lavassem antes das preces. Dentro dos muros do castelo havia vários santuários dispostos pelo terreno. Fechou o manto para esconder a maior parte do sangue e colocou o capuz para não ser reconhecida facilmente. O santuário mais próximo era de uso exclusivo da família real e da nobreza. Por sorte ele não era muito frequentado, e as criadas costumavam deixar à disposição roupas limpas penduradas em ganchos ao lado da fonte. Heméra se despiu, e com rapidez entrou na fonte. Tentou limpar toda gota de sangue que viu. Ao sair, pegou as roupas sujas e as jogou dentro da pira de fogo que ficava no centro do templo. Vestiu uma das roupas limpas e saiu caminhando direto para o seu quarto.

***

Otis havia falado com Greta e os guardas, mas não descobriu nada útil para ajudar Heméra. Estava faltando algo que só ela poderia contar. Chegando ao quarto, não a encontrou. Procurou-a em todos os lugares em que poderia estar, mas ninguém sabia dela há horas. Retornando ao quarto, ordenou que os guardas a procurassem dentro e fora do castelo.

Após dar a ordem, entrou nos aposentos dela para procurar alguma pista, algo que dissesse onde ela estava. Procurou na sala de banho e no quarto. Só faltou o armário. Lembrou que lá havia um compartimento oculto onde eles guardavam seus tesouros na infância. O armário estava extremamente arrumado, e Heméra havia empilhado várias coisas sobre o compartimento. Começava a tirar as coisas quando a porta se abriu.

— Heméra, onde você estava? Depois de tudo o que aconteceu você simplesmente desaparece! Você já pensou como fiquei imaginando que tinha te perdido para sempre? Você não pode fazer isso comigo, não pode me fazer te amar mais e me deixar! — falou Otis, com raiva, mas com os olhos cheios de dor.

— Me desculpe, Otis. Estava visitando os templos — falou ela, mostrando a roupa que vestia. — Sabia que estaria ocupado e não queria atrapalhar. Venho te atrapalhando, sou egoísta. Tirei você do serviço da guarda e dos treinamentos para me fazer companhia, mas nunca perguntei o que você queria, e te arrastei para toda esta merda! Estava pedindo sabedoria aos deuses — Heméra falou, com os olhos cheios de lágrimas.

— Eu quero você, Heméra, sempre quis. Você é tudo que eu quero — falou ele, com as mãos no rosto dela.

Acreditava nos sentimentos de Otis, mas não sabia se ele seria capaz de lidar com os segredos que tinha. E o que ele procurava em seu armário? Provavelmente ela chegara antes que ele pudesse descobrir o que ela guardava lá; caso contrário, estaria entregando sua cabeça.

— O que está procurando no meu armário? Sabia que é muito indelicado da sua parte? — disse ela, rindo.

— Você está sorrindo. Achei que depois da última noite não a veria sorrir por um bom tempo. Eu estava procurando algo que me dissesse onde você podia estar — falou Otis, desconcertado.

— Bem, você já me encontrou, agora coloque essas coisas para dentro novamente — ela falou, batendo em seu ombro.

Todos os pensamentos passaram em uma fração de segundo, quando ele de repente a beijou. Já se havia esquecido do gosto dos lábios dele. Poderia beijá-lo o resto do dia. Um dia, quem sabe, se entregaria a Otis. Ela não sabia se seria possível ter qualquer tipo de relação após todo o trauma causado por Grannus.

***

Quando encontrou Greta mais cedo, a criada ficou assustada com a aparência da princesa. Ela vestia uma camisola branca, que estava marrom, e seu manto fedia a sangue e algo mais que ela não conseguia identificar. Mas mesmo assim fez o que a princesa pediu: ajudou-a a se lavar com um balde e um pano, deu-lhe roupas novas recém-lavadas e passadas, e por fim arrumou seu cabelo.

— Greta, sou grata pelo que tem feito por mim. Eu sei que ultimamente as coisas estão meio esquisitas, e venho pedindo que guarde muitos segredos. Mas sabe que sempre a vi como uma mãe, e por isso confio na sua lealdade — falou, abraçando a criada.

— Heméra, o sentimento é recíproco, mas precisa contar ao garoto o que está acontecendo. Deixe que ele te ajude. Ele tem feito perguntas por aí e não vai desistir até descobrir seja lá o que você vem escondendo.

— Eu irei contar, mas ainda não é o momento certo — disse, dando um beijo na testa da criada e saindo.

A criada se preocupava com a princesa. A rainha nunca foi uma boa mãe, apesar de Heméra acreditar que sim. Muitas vezes Greta mentira para a garota, fazendo coisas e dizendo que havia sido a rainha. Queria que a princesa crescesse acreditando que era amada por sua mãe, mas a verdade era que, conforme a princesa crescia, mais Hera se afastava. Ninguém nunca entendera os motivos da rainha, mas era evidente que a filha era apenas um meio de garantir sua coroa.

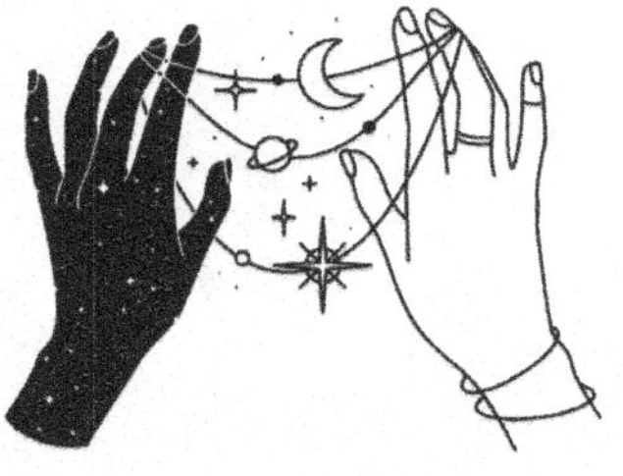

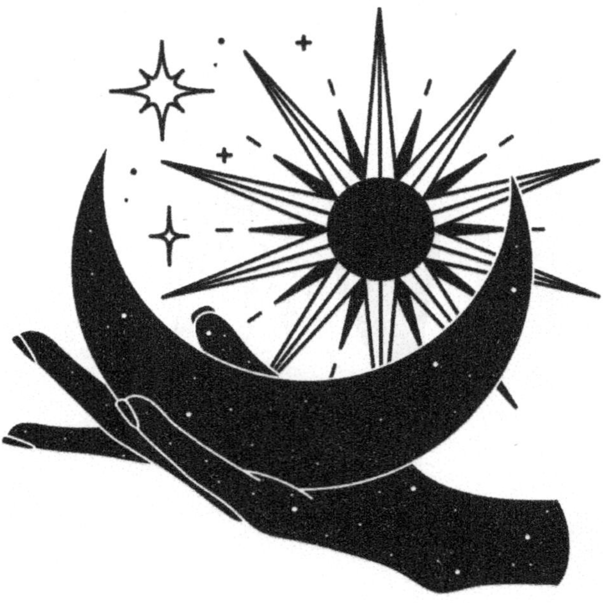

15

Heméra precisava encontrar uma maneira de vencer Grannus, mas não poderia ir atrás dele antes de estar pronta para enfrentá-lo. Treinar com Otis não era suficiente; precisava encontrar oponentes grandes, para assim ter uma base de como vencê-lo.

Já fazia dias que não sonhava. Fosse lá quem realizou o feitiço, não tentou novamente, mas sentia que aconteceria de novo, era só questão de tempo. Otis dormia quando ela saiu. Como o guarda dormia em seu quarto, ele mesmo dispensou os guardas que ficavam na porta, para não levantar nenhuma suspeita ou comentários.

Ela havia deixado na passagem secreta uma sacola com roupas de treino. Encontrou também um jeito de esconder a espada e as adagas. Após se trocar e prender todas as armas no corpo, vestiu seu manto preto como a noite; ela iria caçar.

Após matar o minotauro e atear fogo no cadáver, ela voltou direto para o castelo, sem ter a oportunidade de ver se o corpo havia sido consumido. Ela não pensou que, com o cheiro de carne queimada, muitas criaturas seriam atraídas. Elas estavam agitadas. Eram poucos os que conseguiriam matar uma criatura tão grande. Mesmo com o reino cheio de caçadores tentando fazer a vida através da caça, poucos se sujeitavam a enfrentar um minotauro. O que ninguém sabia é que Heméra só vencera a criatura com a inteligência e a sorte, pois de fato, em uma luta, dificilmente venceria.

Geralmente o caminho da passagem secreta era silencioso e tranquilo, o que lhe permitia observar seus detalhes, que não eram muitos. Era apenas um túnel todo de pedra. Não fazia ideia de como o haviam feito. Era bem escuro lá embaixo, mas ela não precisava de claridade para ver. Conforme chegava perto da casa abandonada, começou a ouvir certa agitação lá fora. Saiu devagar para não fazer barulho, aproximou-se da janela de madeira e tentou observar por uma fresta. Todo o barulho era causado por uma Quimera, criatura com corpo de leão e duas cabeças ferozes: uma de cabra, uma de leão, e uma cauda de víbora. Seria um desafio e tanto, pois a besta, além de horripilante, ainda cuspia fogo e veneno. Não sabia se daria conta, mas precisava tentar. Estava cansada de ser salva, e agora ela seria sua própria salvação.

Precisava ser inteligente. Em teoria, sabia das habilidades da criatura. Teria de pegá-la desprevenida e cortar a cabeça da serpente. Como iria fazer isso, ainda iria descobrir. Precisava primeiro observar os movimentos do animal; um movimento em falso e seria morta. Aproveitou o buraco que fez no teto para matar o minotauro e subiu. Retirou as telhas soltas com cuidado para não fazer barulho, e ficou agachada observando. Quando levantou para voltar e descer pelo buraco, deu de cara com Otis no buraco do telhado.

— Heméra, desde quando você usa esta passagem? — sussurrou ele.

Ela levou um susto, se desequilibrando e caindo ao lado da Quimera. Otis subiu correndo no telhado, pronto para pular e ajudá-la a matar o animal.

— NÃO SE ATREVA A DESCER! — gritou ela, com raiva.

O animal rugiu e partiu para cima dela, que ainda estava no chão por conta da queda. Quando a criatura pulou para devorá-la, ela rolou para o lado, desviando e levantando em seguida com a espada em punho. Ela morreria ali, mas não admitiria que Otis a salvasse. Seus olhos ferviam em fúria encarando a Quimera, que ameaçava atacar novamente. Ela levantou a espada, mandando que o animal avançasse. Com um salto, ele avançou. Com um único movimento ela se abaixou e deslizou por baixo do animal, com a espada na mão, cortando assim o rabo de serpente. O rugido de dor foi ensurdecedor. Heméra aproveitou o barulho para se movimentar sem ser vista, mas a Quimera foi mais rápida, virando-se e pulando sobre ela, e cravando as garras em seus ombros. Ela gritou de dor, mas não sentiu medo, mesmo estando presa embaixo do animal, que a encarava. Heméra a encarava de volta. De repente o animal fugiu como se estivesse com medo. Ela não entendeu o que aconteceu, mas estava viva. Otis, lá de cima, vira quando a princesa encarou o animal com tanta fúria que o anel dourado em volta da íris se acendeu, fazendo o animal fugir; mas o que isso significava? Será que ela sabia o que estava fazendo?

A princesa não olhou para cima para ver Otis descendo pelo telhado. Ele tentaria levá-la para o castelo, mas antes mesmo que ele falasse qualquer coisa, ela correu mais rápido que o normal. Ele a seguiria. Ela corria sem rumo, estava furiosa e atacaria qualquer um que entrasse na sua frente. Não entendia o que estava sentindo, era uma mistura de várias emoções. Queria ser livre.

Estava tão confusa que sem perceber seu corpo a levou direto para o beco onde viu Ícelo pela primeira vez. Não entendia o que era, mas sentia algo por ele. Era como se despertasse algo primitivo dentro dela. Quando olhou para dentro, lá estava ele escorado contra o muro, como se já a esperasse. Com uma velocidade sobre-humana, ela correu e parou com uma adaga no pescoço dele. Não sabia o que estava fazendo; a adrenalina e a raiva haviam subido à sua cabeça, e odiava como ficava vulnerável na presença dele. Olhando para cima, encontrou aqueles olhos profundos como o oceano. Ícelo apenas a encarava; ela era linda, e seus olhos estavam diferentes, brilhavam com uma selvageria, algo da essência dela, e isso o hipnotizava. Eles se olharam por um tempo, até que ele alcançou os cabelos da nuca dela, puxando com força e a fazendo inclinar para trás. Com a outra mão ele tirou a adaga dela, jogando-a para longe. Enquanto a mão direita segurava o cabelo, ele levou a outra até a cintura dela, puxando-a para mais perto. Ela o encarava com raiva, mas não tentava se livrar das mãos dele. Ela queria se entregar a toda essa adrenalina. Ele então a beijou com uma ferocidade animalesca. Ela se agarrou aos cabelos dele, e se ele quisesse devorá-la, ela deixaria. A química entre eles era inegável. Seus corpos pareciam pegar fogo. Tirando a boca da dela, ele beijou cada pedacinho de pele exposta pela roupa de treinamento. Ele terminou de rasgar o tecido que tinha as marcas das garras da Quimera, beijando cada ponto marcado pelo sangue. Ela soltou um gemido baixo, o suficiente para somente ele ouvir.

Ela se entregaria para ele ali. Mesmo não o conhecendo como conhecia Otis, ela não tinha dúvidas de que ele conhecia seu segredo e seu trauma. Isso os fazia íntimos, ele conhecera o seu pior pesadelo. Ícelo estava embriagado pelo cheiro da pele dela. Dos ombros ele desceu cada vez mais, chegando ao quadril. O corpo dela estava tenso quando ele passou as mãos por baixo do manto, tocando suas coxas. Com um olhar ele a questionou se ela estava certa do que estava fazendo. Sem ar, ela apenas fez que sim com a cabeça, o encorajando. Ele passou os dedos em uma parte sensível entre suas pernas, e ela explodiu em êxtase. Suas pernas formigavam. De repente ele levantou e a beijou sem tirar as mãos de baixo do seu manto. Ela queria que ele a consumisse. Quando chegou ao ápice do seu prazer, eles se olharam, e ele sorriu.

— Vejo que andou enfrentando uma Quimera, e se está aqui agora, decerto a pobre criatura está morta — falou ele, rindo de forma casual.

— Bem, de fato lutei, mas não, ela não está morta. Foi estranho. Uma hora ela estava sobre mim, com ódio, e na outra estava fugindo, mas posso dizer que pelo menos o rabo de serpente ela perdeu — Heméra falou sorrindo, como se eles se conhecessem há muito tempo; era fácil estar com ele.

— O que a fez vir até aqui com essa adaga na mão?

— Nem eu mesmo sei. Estava cega e tão brava com Otis que simplesmente saí correndo, e quando te vi aqui, queria te confrontar, Ícelo, deus dos pesadelos — falou ela, com vergonha.

— Vejo que descobriu meu nome; vou querer saber como.

— Não sei se você sabe, mas existem livros com a sua gravura — Heméra falou, rindo.

— Preciso voltar antes que Otis mande os guardas me procurarem — falou ela, querendo ficar.

— Esse Otis é seu consorte? — perguntou ele, com uma sobrancelha erguida.

— Não, é um velho amigo. Depois de tudo o que passei, ele sempre esteve do meu lado. E, sim, nos aproximamos bastante, mas não somos um casal — falou ela, com culpa.

— Heméra, você tem uma alma selvagem. Não deixe que digam o que deve fazer — falou ele, dando um beijo suave nos lábios dela.

— Você vai desaparecer por vários dias agora, presumo.

— Quem sabe, talvez você sonhe comigo. Agora é melhor ir; parece que ele está te procurando — falou ele, desaparecendo.

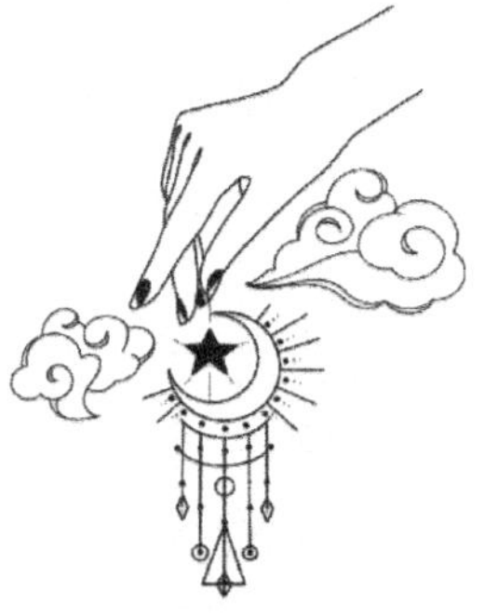

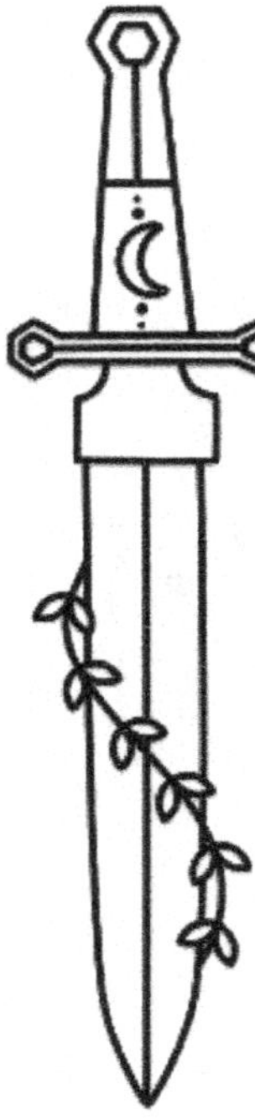

16

Quando Heméra saiu do beco, Otis estava próximo. Ela não queria conversar, não queria dar explicações a ele. Na tentativa de evitá-lo, ela não o olhou nos olhos. Mas ele não aceitaria o silêncio como resposta, e precisaria passar por ele para chegar à casa abandonada.

— Heméra, precisamos conversar.

— Não precisamos. Agora saia da minha frente! — falou ela, irritada, tentando desviar dele. Otis não sairia até receber uma explicação. Irritada, ela o empurrou com força várias vezes.

— Saia da minha frente! É uma ordem! Ou vou gritar tão alto que em questão de segundos esta rua estará cheia de criaturas prontas para nos devorar!

— Agora será assim? Quando foi que se tornou a pessoa que usa a coroa para conseguir o que quer?

— Sim, será exatamente assim — falou ela, desviando e seguindo para a casa abandonada. Ele a seguiu em silêncio.

Chegando à entrada da caixa de areia, Heméra saiu e caminhou direto para o seu quarto sem nem mesmo se despedir. Já em seus aposentos, preparou um banho frio. Precisava se acalmar. Como iria explicar o motivo de estar saindo escondida? Queria que ele pudesse esquecer-se de tudo como da outra vez, mas não podia pedir isso a Ícelo. Não seria justo com Otis, não tinha escolha. Lidaria com isso no dia seguinte, pois ele não ficaria sem uma resposta. Quando saiu do banho, vestiu sua camisola e foi direto para a cama. Estava tão cansada que adormeceu rapidamente e não teve tempo de pensar sobre os problemas que teria de resolver no outro dia.

Quando acordou no dia seguinte, Otis estava sentado na poltrona ao lado da cama.

— Acho que precisamos conversar.

— Sim, venha até aqui — disse ela, convidando-o para sentar na cama.

— Desde quando tem saído pela passagem da caixa de areia? — perguntou ele, permanecendo na poltrona.

— Seu pai me deu uma charada há semanas. Menti para ele dizendo que seria importante alguém treinado e da família real saber da passagem caso necessário. Ele não quis negar, mas também não quis me falar. Acredito que ele achou que eu não resolveria a charada. — falou ela, envergonhada.

— Eu... — Otis começou a falar, mas ela o interrompeu.

— Me deixe terminar. Vivi trancada no castelo, sempre sendo ensinada, guiada e protegida por alguém. Entendo que ser uma princesa é assim, mas eu sou mais que uma coroa, e nunca me deixaram descobrir quem eu sou sem ela. Quando nos beijamos pela primeira vez, me deixei livre para escolher. Como princesa, eu não poderia fazer essa escolha, pois jamais iriam aceitar um relacionamento com um guarda. Eu sei que eu posso te amar, Otis, talvez na mesma intensidade que você me ama. Mas enquanto eu não souber quem eu sou e do que sou capaz não vou conseguir aceitar esse sentimento.

Ela deu um longo suspiro e continuou:

— Eu preciso de você, Otis. Preciso estar com você, mas não sei se posso entregar a você tudo o que tenho descoberto. Porque você conhece e ama a princesa Heméra, e não quem eu sou. Será que você seria capaz de me amar se soubesse tudo sobre mim? — falou ela, com lágrimas nos olhos.

— Você sabe que sim, que sempre vou estar com você e te proteger — falou ele com ternura.

— Esse é o problema. Eu não preciso e nem quero alguém para me proteger. Quero alguém para lutar ao meu lado, mas você sempre colocou a sua função de guarda e protetor acima disso.

— Faço isso porque quero você bem.

— Não, Otis, você faz isso pois tem medo de me perder, não porque quer me ver bem. Talvez porque a sua vida toda foi baseada na função de me proteger, e sem ela função você não saberia quem é, ou qual o seu propósito. Quando penso nisso, penso se você de fato me ama ou se está tão acostumado a estar comigo que acredita me amar — falou ela, em um tom mais ríspido.

Apesar de crescer ao lado de Heméra, a criação de Otis foi dura. Sua mãe morreu no parto, e ele foi criado apenas pelo pai, o chefe da guarda. Eratos era um homem bom, mas não criou um filho, e sim um soldado. Por esse motivo Otis tinha tanta afeição pela princesa. Ela lhe ensinou o significado de amizade, paixão e amor, e protegê-la era a forma que encontrara de agradecer por tudo. Ele ficou sem palavras.

— Você precisa pensar sobre isso, Otis, pois uma princesa não pode amar um guarda, assim como um guarda não pode amar sua princesa.

Os dois ficaram calados por um tempo.

— Se buscar se conhecer é algo tão importante, por que anda tão machucada por dentro e por fora?

— Conhecer a si mesma nem sempre é um processo fácil. Muitas vezes vai doer, machucar, pois para se conhecer de verdade terá de mergulhar nos seus piores pesadelos, enfrentar suas próprias criaturas internas, e acredite, você não conheceu nenhuma delas ainda.

Otis foi até a cama e a abraçou. Queria conhecer as feridas dela, mas para isso teria de conhecer primeiro as suas próprias. Seria capaz de encarar o passado?

— Deixe-me ver seus ombros. Vou mandar chamar Amara para cuidar desses machucados — falou ele, tocando nas marcas das garras da Quimera, na tentativa de afastar seus fantasmas internos.

A ferida, apesar de profunda, havia parado de sangrar, mas ainda assim precisava de cuidados. A curandeira levou alguns minutos para chegar ao quarto. Sem falar nada, ela limpou a ferida e aplicou um emplasto de ervas para evitar uma infecção.

— Precisará trocar os curativos duas vezes por dia. Sabe onde me achar. Otis, podemos conversar lá fora? — disse Amara, apontando para a porta. Otis concordou com a cabeça e saiu do quarto com a curandeira. Estava apreensivo, mas tentou não transparecer que sabia o que havia acontecido. Quando fecharam a porta, Amara parecia preocupada.

— Pode me dizer o que está acontecendo? Parece que Heméra vem escondendo muitos segredos, não acha estranho? Desde que aconteceu tudo entre ela e Grannus, está sempre se arriscando. Até parece que quer se machucar de verdade. Deve estar com dificuldades de lidar com a morte dele.

— Como assim, tudo que aconteceu entre eles? — perguntou ele, irritado.

— Acho que falei demais. Mas estou tão preocupada com ela! Cuide dela, por favor — falou ela, saindo envergonhada por ter falado sem pensar.

Quando Otis retornou ao quarto, a princesa havia adormecido. Ele estava inquieto; o que podia ter acontecido entre ela e o outro guarda? Teria mentido para ele no dia em que escolhera Grannus para o posto de guarda pessoal? Ele descobriria.

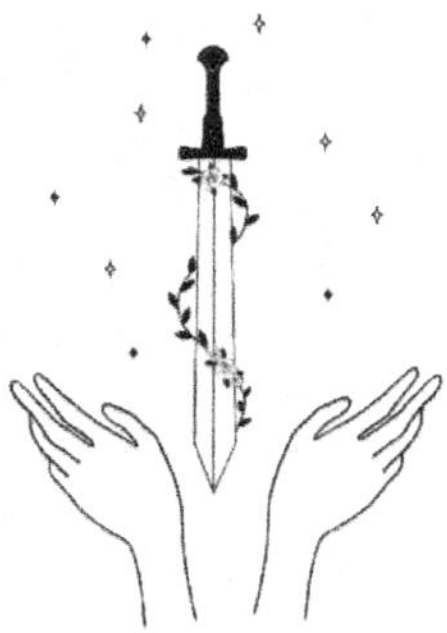

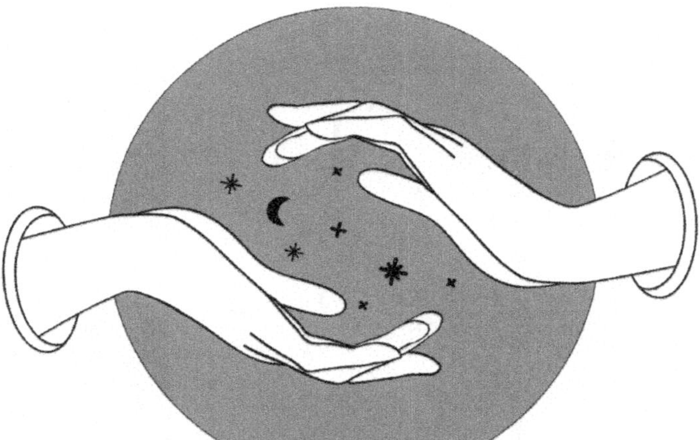

17

Enquanto Heméra dormia, Otis a encarava do outro lado da cama. Ela parecia um anjo dormindo, até começar a gritar. Ela suava como se estivesse correndo muito rápido. Ele tentou acordá-la, mas como da última vez, era como se não estivesse ali. O mais rápido que pôde, mandou que os guardas na porta chamassem Greta. Enquanto isso ele tentava acordar a princesa.

***

Heméra estava nos estábulos novamente. Como da outra vez, o pesadelo era muito real, e sabendo que não se tratava de um simples sonho, começou a correr em direção à porta. Antes mesmo de ver Grannus sabia que não estava acordada, mas ainda assim sua vida corria perigo. A feiticeira que a estava atormentando provavelmente a queria morta. Mas ela não se renderia. Precisava encontrar a feiticeira e matá-la para pôr fim ao tormento. Caso contrário, teria que descer ao submundo para enfrentar Grannus, e consequentemente as Harpias.

Quando chegou à porta dos estábulos, apoiou-se no batente para recuperar o fôlego. Na madeira em que se apoiou havia uma pequena marca familiar. Não teve tempo de pensar onde a havia visto, pois Grannus a encontrou. Ela só percebeu quando sentiu uma dor latejante nas costelas do lado direito. O soco foi tão forte que seu grito lhe tomou todo o ar. Sabia o que acontecia depois que ele a alcançava. Fechou os olhos e esperou que a arrastasse até a baia. Quando ele a jogou contra o feno ela se impulsionou um pouco para trás, derrubando assim o ancinho que estava encostado na parede.

— É melhor nem tentar. Da primeira vez isso não te salvou. Na verdade esse foi o motivo pelo qual te fodi — falou Grannus com um sorriso malicioso.

Heméra não demonstrava medo.

— E veja aonde isso o levou. Talvez tenha que te matar mais uma vez — falou ela com um sorriso.

Com raiva, ele se abaixou, ficando sobre o corpo dela, e a violentou outra vez. Ela tentou pegar o ancinho que estava ao lado, mas antes de conseguir ele colocou as mãos em volta do seu pescoço. A falta de ar a deixou tonta, mas a dor entre as pernas a fez recuperar por um instante a consciência. Porém, não demorou muito para voltar a ficar meio inconsciente. Estava certa de que esse seria o seu fim, ele a mataria ali mesmo. Mas alguns instantes depois, ele sussurrou em seu ouvido.

— Não vou te dar a morte, não agora — falou Grannus, deixando-a totalmente inconsciente.

***

Greta chegou ao quarto e viu Otis tentando acordar Heméra.

— Está acontecendo outra vez?

— Já faz alguns minutos desde que ela gritou, mas continua com essa expressão de medo e cansaço, o que me faz pensar que não acabou ainda.

— Não mesmo! Olhe o pescoço dela, está ficando roxo! — falou Greta.

— O que faremos?

— Vá buscar Amara. Preciso ver se encontro mais algum hematoma no corpo da princesa. Seja rápido!

Ele saiu correndo pela porta. Enquanto isso, Greta levantou a camisola de Heméra e analisou todos os pontos de seu corpo, quando viu um grande hematoma nas costas. Minutos depois, Amara entrou desesperada.

— Afastem-se, ela vai precisar de ar quando acordar!

Em seguida Heméra acordou respirando com dificuldade, como se estivesse se afogando e de repente recuperasse o fôlego.

— Heméra, você está bem? — perguntou Amara.

A princesa fez que sim com a cabeça, mas seu corpo todo doía, principalmente as costas.

— Heméra, o que está acontecendo? — perguntou Otis.

Ela não respondeu. Não conseguia respirar direito, precisava ficar sozinha.

— Poderiam me dar licença? Gostaria de ficar sozinha, estou cansada e com muita dor.

— Vou ficar com você — falou Otis.

— Por favor, Otis, vou ficar bem. Pelo menos desta vez não insista.

Otis acatou o pedido, deu um beijo em sua testa e saiu pela porta junto com Amara e Greta.

— Amara, precisa me dizer o que aconteceu com ela. Como é possível se machucar sonhando?

— Otis, existem coisas que são inexplicáveis. Heméra tem-se envolvido cada vez mais em situações perigosas. Não sabemos com o que ela tem mexido, e talvez fosse melhor nos afastarmos um pouco.

— Não vou me afastar. Vou descobrir o que está acontecendo e acabarei com o responsável — falou ele, fechando as mãos e os punhos.

— Tome este emplasto de ervas, caso ela sinta muita dor — falou Amara, entregando a ele uma bacia e saindo pelo corredor.

***

A dor era tanta que Heméra mal conseguia se levantar, mas precisava pegar os livros do merceeiro no armário. Com dificuldade, conseguiu chegar até o armário e alcançou cinco livros. Ela lutaria com todas as armas que pudesse; precisava conhecer um pouco mais sobre o feitiço. O primeiro livro falava sobre maldições e como se livrar delas; a resposta que encontrou era a mesma que recebeu do merceeiro, precisava matar a feiticeira ou matar Grannus no submundo. Já fazia duas horas que olhava os livros, porém não conseguiu nenhuma informação que pudesse ajudar. Faltava apenas um, mas estava tão cansada que adormeceu antes mesmo de começar a ler.

Quando abriu os olhos, não estava em seu quarto, mas sim no pátio do castelo. Desta vez não era um pesadelo, mas um sonho. Heméra observava uma garota que acabara de chegar ao castelo com sua mãe. As duas usavam vestidos bonitos, mas o que chamou sua atenção foi o que a garota carregava no pescoço: uma corrente com um pingente que lembrava uma cruz, mas com uma alça na parte superior. Não entendia por que o objeto lhe chamou tanto a atenção, mas o mais estranho era que enquanto observava ouvia a voz de Ícelo distante, como se fizesse parte do sonho. Não conseguia decifrar o que ele falava, mas seguia sua voz. Não sabia para onde estava indo, mas a cada passo que dava via uma cena diferente, e em todas elas via a garota. Não era uma garota qualquer, elas se conheciam, mas nunca aquele pingente chamou tanto a sua atenção como no sonho.

A garota era obsecada pelo símbolo. Heméra nunca entendeu o que ele tinha de tão especial. Continuou andando, e sem perceber estava em frente ao batente dos estábulos. Seus olhos se fixaram no batente, sem acreditar no que via. Ela se afastou, não podia ser verdade.

Ela acordou de repente com os gritos de Otis.

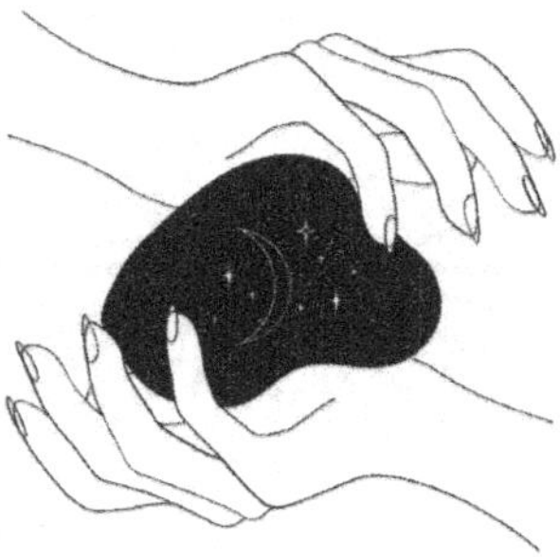

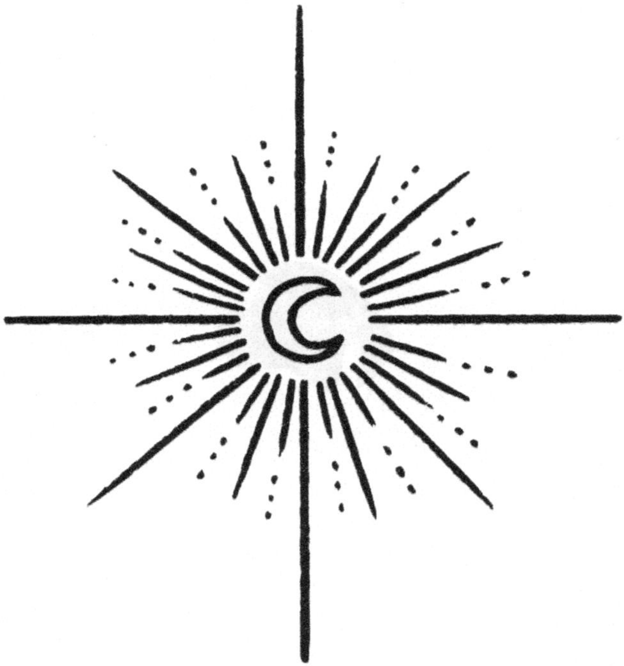

18

Quando Otis entrou no quarto, não acreditou no que via. Heméra tinha vários livros proibidos em sua cama. A prática de magia era o pior dos crimes, sem perdão até mesmo para membros da realeza. Precisava ouvir dela que não era o que ele imaginava, não podia ser. De repente ela abriu os olhos, assustada.

— Otis, se acalme, posso explicar — falou ela com calma.

— De fato você tem muito o que explicar, e sinceramente não sei se todas as explicações poderão te livrar disso — falou ele, com repulsa.

Heméra tinha duas escolhas: confiar mais em Otis e lhe contar tudo, ou usar sua posição como princesa para fazer com que ele não contasse o que viu. Conhecia Otis muito bem, e ele não seria seu aliado se o motivo não fosse realmente importante. Ela contaria tudo.

— Por favor, sente-se aqui, me deixe contar-lhe tudo.

— Ficarei bem aqui — disse ele, sentando-se na poltrona.

— Vou te contar tudo, e depois você poderá decidir o que fazer com essas informações. Bem, vamos começar pelo dia em que conheci Grannus...

Ela contou com todos os detalhes o que aconteceu. Otis estava furioso e enojado com o que Grannus fez com ela, e em parte também com o que ela fez. Para ele a justiça devia ser feita pelas mãos da guarda, ou até mesmo do próprio rei.

— Sei que está confuso, pensando no que me levou a fazer justiça com as próprias mãos, e de forma tão baixa. Mas, acredite, estava tão machucada que não pensava direito. Hoje, pensando em tudo o que fiz, me sinto suja e uma pessoa horrível. Às vezes me arrependo, principalmente quando ele me atormenta em sonho. Ele morreu, mas continua me ferindo. Preciso acabar com isso, Otis — falou ela, com os olhos cheios de lágrimas.

Lembrar de tudo ainda machucava. Heméra contou tudo o que descobriu sobre os novos pesadelos, a magia e a feitiçaria, sempre omitindo o papel do merceeiro nas descobertas; não podia prejudicá-lo.

— Sei que pode ser difícil para você aceitar tudo isso, mas tente, por favor. Não posso perder você também. Já me tiraram muito, e termos nos aproximado foi uma das melhores coisas que aconteceram nos últimos dias — falou, olhando nos olhos dele.

— Sinto muito, Heméra, não imaginava tudo que você tinha passado. Mais cedo, quando Amara falou sobre você e Grannus, imaginei tudo, menos isso.

— O que Amara te falou? — perguntou ela, sem acreditar que Amara havia falado algo, ou pior ainda, ter dado a entender uma coisa bem diferente do que aconteceu.

— Isso não importa agora, Heméra. Eu te amo, mas entende o que está me pedindo? Não posso admitir que permaneça aqui com esses livros. Vamos falar sobre tudo isso com seu pai. Tenho certeza de que, se explicarmos tudo, ele entenderá e poderá te ajudar. Ninguém mais precisará saber.

— Não podemos contar ao meu pai! Por isso este é o momento em que você deve escolher entre seu amor por mim ou pela Coroa. Se falar a alguém sobre tudo, ficarei presa no castelo novamente, o que não suportaria. Não estou pedindo que me ajude ou que conte mentiras; somente esqueça. Não quero fazer nenhum mal ao meu reino, mas alguém quer, e essa pessoa quer fazer isso tirando a minha vida.

— Todos esses anos, tudo que eu fiz foi servir à Coroa, é o que eu faço. Fui treinado para isso, e não sei como não fazer.

— Eu não quero que faça nada que vá te machucar, mas se você me ama de verdade, tem de acreditar em mim!

Otis ficou calado e pensativo; estava inquieto, mas não sabia o que falar ou fazer.

— Onde conseguiu os livros?

— Não posso dizer.

— Sério? Você quer que eu te ajude mas ainda quer guardar segredos?

— Otis, faça o que quiser com as informações que tem, mas não entregarei uma das únicas pessoas que tem me ajudado nesta merda toda!

— *Uma das únicas?* Quer dizer que existem outras pessoas envolvidas? Quando você pretendia me contar?

— Nunca. E esse é o motivo. Você sempre vai colocar a lealdade ao meu pai acima de tudo. Eu queria poder compartilhar tudo com o meu melhor amigo, mas tenho medo, pois preciso pensar em como falar ou agir. Enquanto você for um guarda por tempo integral, não poderei mostrar a você quem eu sou ou quem eu quero ser, e o que acontece comigo. Agora saia. Você tem uma escolha a fazer, e se decidir ser apenas um guarda, não volte mais aqui, você será só mais um guarda para mim — falou ela, elevando o tom da voz.

Otis saiu sem falar uma palavra; seria capaz de guardar esse segredo? Colocaria sua honra de lado para ajudar a mulher que amava?

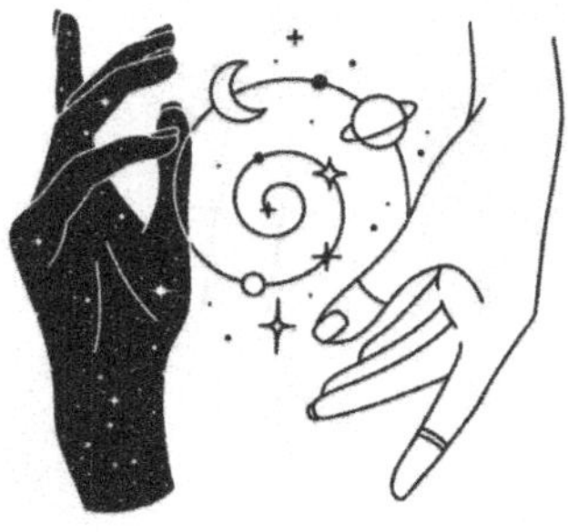

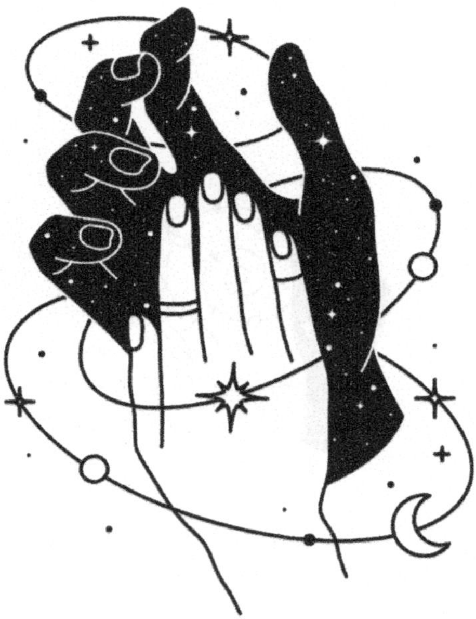

19

Desde que nasceu Otis foi ensinado que somente a Coroa importava, e que como guarda real deveria ser fiel a todas as regras e normas do reino. Durante toda a sua vida, as únicas vezes que se atreveu a quebrar alguma regra foi por Heméra. Ele a amava, sempre amou, mas o que ela havia feito desta vez foi muito pior que todas as outras. Ele não sabia se seria capaz de esconder o que a princesa estava fazendo sem acabar se envolvendo. Precisava pensar com calma, mas estava tão magoado e nervoso que não conseguia.

Ao sair do quarto de Heméra, ele seguiu para a enfermaria. O castelo era grande, e levava alguns minutos para chegar até lá. Era necessário passar por corredores, muito bonitos, com pinturas e estátuas dos deuses. Ao chegar lá, encontrou Amara preparando emplastos em sua mesa.

— Amara, preciso de algo que me faça esquecer de tudo o que aconteceu nas últimas horas. Existe alguma coisa capaz de me fazer esquecer?

Ele não sabia o que fazer com o que havia descoberto. Não queria estragar tudo com Heméra, mas também não sabia ser outra coisa senão um guarda. Não tinha certeza de que conseguiria ir contra tudo que aprendeu para ficar com a mulher que amava. Esquecer seria mais fácil, não precisaria tomar a decisão.

— O que aconteceu? Por que está tão nervoso? Aconteceu algo com Heméra?

— Não aconteceu nada, apenas me dê alguma coisa.

Amara foi até o armário e pegou um pequeno frasco, e serviu uma taça de vinho com três gotas do conteúdo.

— Tome isto. Não o fará esquecer, mas poderá relaxar.

Otis tomou a taça de uma vez, e aos poucos começou a relaxar. Mas a dose que a curandeira serviu não era o suficiente para o fazer apagar, somente para ficar menos racional.

— Heméra, Heméra... escondendo livros proibidos... como posso lidar com isso... tantos segredos...? — tropeçava nas palavras por conta do ópio que Amara colocou na bebida.

— Venha aqui, Otis. Deite-se na cama e descanse — falou Amara, conduzindo-o para o quarto no fundo da enfermaria. Ela o deitou na cama e começou a tirar suas vestes.

— O que está fazendo?

— Fique tranquilo. Você quer esquecer, certo? Confie em mim, vou te fazer esquecer — falou ela com um sorriso malicioso.

Ele já estava sem roupa alguma quando ela subiu sobre ele na cama. Ele tentou falar algo, mas ela o interrompeu colocando um dedo em sua boca.

— Não fale nada, me deixe cuidar de você.

Ela desceu seu manto até o quadril, expondo o busto nu. Otis corou no mesmo momento, e ela pegou as mãos dele e colocou sobre o seu busto. No primeiro momento ele tentou tirar as mãos, mas ela segurou com firmeza, pedindo que não as tirasse. Com o efeito da droga, ele estava confuso, e no lugar de Amara ele via Heméra. Por mais que estivesse com raiva dela, não conseguia não admirar sua beleza, e tê-la entregando-se a ele era algo mágico, não pelo sexo, mas pela forma como o desejava. Nunca o havia desejado de tal forma. Ele se deixou levar pelo desejo, esquecendo do que havia acontecido minutos antes, e a beijou. Seus reflexos estavam lentos, mas seu desejo por ela era mais forte.

Amara sabia que a droga que serviu a ele geraria alucinações, e pela forma com que ele a beijava, sabia que não a via ali, mas não pararia. Ainda sobre ele, era capaz de sentir sua rigidez, e sem pensar ela começou a se movimentar lentamente. Nesse instante Otis soltou um suspiro e sussurrou:

— Eu te amo, Heméra.

Por mais que a curandeira odiasse ouvir isso, sabia que naquele momento ele a amava como amava Heméra, e isso por ora bastava. Quando terminaram, os dois desabaram na cama, e antes de adormecer Otis segurou o pingente do colar de Amara.

— Desde quando usa o colar de Amara, e o que significa este símbolo? — perguntou ele, ainda acreditando falar com Heméra.

— Essa é uma Cruz Ansata, um símbolo egípcio que significa a Chave da Vida, uma herança de família. Agora vá dormir.

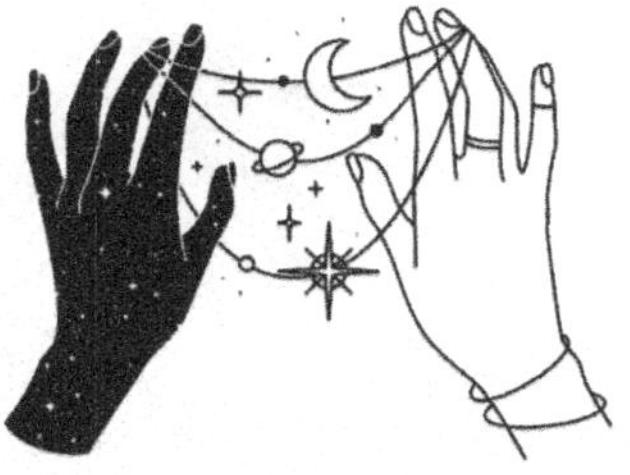

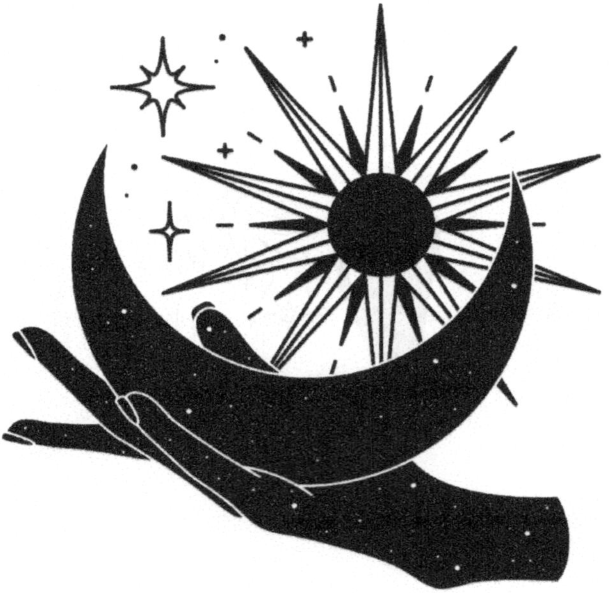

20

Heméra ainda estava em seu quarto. Desde que Otis saiu, ficara preocupada com o que poderia acontecer se ele a entregasse. Bem, não tinha tempo para pensar nisso agora; precisava encontrar a responsável pelo feitiço. O sonho que tivera mostrava uma garota que ela conhecera na infância. O estranho era que o pingente que ela carregava no pescoço era igual ao símbolo cravado na madeira do batente do estábulo, uma cruz ansata, mas não fazia sentido algum essa ser a marca da feiticeira que a queria morta. Ou pior: não era possível que Amara fosse uma feiticeira. Mas por qual motivo Ícelo se daria o trabalho de entrar em seus sonhos e lhe mostrar o símbolo várias vezes?

Como seria possível? Confiava em Amara, precisava de respostas, e as buscaria na enfermaria. Com dificuldade, ela se levantou, pediu a Greta que a ajudasse a se vestir e saiu pelo corredor. Nunca foi tão difícil e demorado percorrer esse caminho; a dor nas costelas não ajudava na locomoção. Ela aproveitou a lentidão para admirar o caminho, as paredes com gravuras e estátuas dos deuses. Nunca havia percebido como gostava daquele lugar, e o medo de nunca mais percorrer esse caminho a deixava incomodada. Mas precisava conversar com o merceeiro para ter certeza de que esse era o sinal que procurava.

Após quase meia hora andando, ela conseguiu chegar aos estábulos. Lá estava o cocheiro que a levou no dia da morte de Grannus.

— Preciso da sua ajuda — falou ela com dificuldade.

— Minha senhora, como posso ajudar?

— Preciso que me leve a um lugar, mas ninguém pode saber.

— Isso é muito arriscado e perigoso.

— Acredito que isso seja suficiente para melhorar a condição de vida de sua família — falou ela, estendendo um saco com moedas de ouro.

— Isso é muito generoso da sua parte, minha senhora. Vou aceitar, pois preciso muito do dinheiro, mas ninguém jamais poderá saber. Vou preparar a carruagem mais simples para sairmos. Geralmente ela é usada para buscar mantimentos fora do reino, por isso não é o transporte ideal para uma princesa, mas assim não surgirão suspeitas; volto em alguns minutos.

— Por favor, seja rápido.

Em alguns minutos o cocheiro voltou com a carruagem. De fato ela era simples, mas não importava.

— Para onde vamos?

— Preciso ir àquela mercearia no centro.

— Certo, sei qual é. Entre e se abaixe.

A mercearia não era muito distante. Chegando lá, vestiu seu capuz e desceu com dificuldade. Ao entrar, o merceeiro a reconheceu de imediato, notou que estava ferida e a levou para os fundos.

— Você não está nada bem; pesadelos novamente?

— Sim, preciso de ajuda. Você disse que muitas vezes um feitiço dos sonhos traz uma marca que nos faz reconhecer quem o fez, certo?

— Certo.

— E como tenho certeza de que a marca que vi é a marca que procuro?

— Bem, vá até o lugar onde viu a marca, e se ela não estiver lá saberá que só existia no sonho. Qual foi a marca que viu?

— Uma cruz ansata, a mesma que Amata carrega no pescoço desde criança.

— Quem é Amara?

— Teoricamente, minha melhor amiga, e curandeira do reino. Isso, se a marca estiver realmente cravada no batente. Caso contrário, é a pessoa que está tentando me enlouquecer ou me matar, e que preciso matar para acabar com isso.

— Você vai descobrir isso depois. Agora deixe-me cuidar das suas feridas — falou o merceeiro.

— Obrigada.

Mesmo sem saber a verdadeira identidade do homem, Heméra confiava nele. Com certeza ele não era um simples humano, mas por que escondia sua verdadeira identidade, ela não entendia. Mostrou a ele onde havia levado a pancada nas costas, e com alguns toques e ervas a dor se foi.

Era difícil ir embora. Primeiro porque não sabia se ainda era bem-vinda no castelo. Depois, porque iria descobrir se de fato Amara estava tentando matá-la. Despediu-se do merceeiro e entrou na carruagem. O caminho de volta foi mais difícil. Os machucados não doíam mais, mas seu coração estava apertado. No fundo ela sabia que ao chegar aos estábulos não acharia a marca, ela nunca esteve lá.

Chegando ao castelo, o cocheiro foi direto para os estábulos. Quando ele abriu a porta para a princesa sair, ela travou e ficou paralisada. Não era só o medo de descobrir sobre a amiga, mas de entrar no lugar em que fora violentada várias vezes.

— Princesa, a senhora está bem?

— Na verdade, não. Poderia me acompanhar até a outra parte dos estábulos? Preciso checar uma coisa.

— Claro, venha!

A cada passo seu peito apertava e o ar lhe faltava. Parte da alma dela ficaria ali para sempre desde a primeira vez. Chegando ao batente, ela fechou os olhos com medo do que veria. Quando finalmente os abriu, não viu nada, nenhum sinal da marca. Como era possível? Sua melhor amiga era uma feiticeira e queria matá-la.

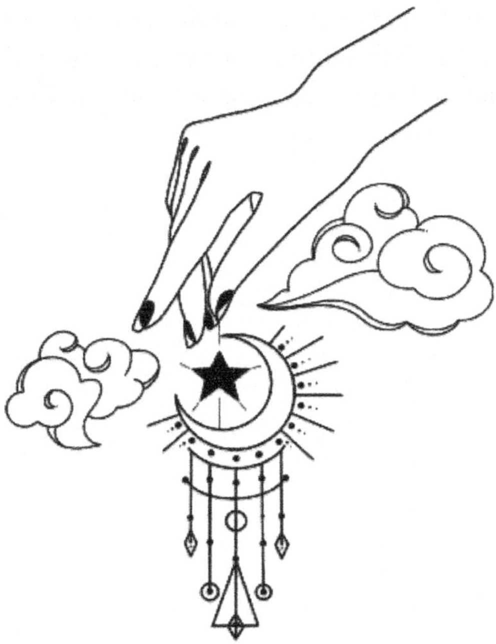

21

Otis ainda dormia na enfermaria quando Amara escutou alguém entrando. Vestiu sua roupa e saiu do quarto. Heméra estava parada na porta, entrou e fechou a porta.

— Como pôde? — Heméra falou com um tom de voz mais alto que o normal, e dos seus olhos escorriam lágrimas.

— O que está acontecendo, hein, Heméra? Você não deveria estar de pé depois de tudo que passou hoje — falou Amara, tentando ser amigável.

— Você quer dizer depois de tudo que você me fez passar hoje?

— Do que está falando? Você está confusa, vou preparar algo para você.

— Não se atreva a se mover! Fique exatamente onde está!

— Você está mesmo muito perturbada, Otis tinha razão — falou Amara em tom provocativo.

— O que Otis te falou? Pare de joguinhos.

— Ah, Heméra, não vamos brigar por homens, lembra? Nós prometemos. Você foi uma tola deixando que Otis visse seus segredinhos.

— Amara, vemos que não sou só eu que guardo segredos, mas será que os meus são tão graves quanto os seus? O que você acha que o rei fará com uma feiticeira que está tentando matar a sua filha?

— Talvez ele leve nós duas para a forca, ou acredita mesmo que ele te pouparia? Quando foi a última vez que ele te olhou com ternura? O rei não se importa com você, Heméra.

— CALE A SUA BOCA SUJA!

Amara soltou uma risada.

— Sempre mimada, não é mesmo, princesinha? Você sabe que essa é a verdade; nós somos iguais, não somos nada dentro deste castelo.

— O que está acontecendo? — perguntou Otis, saindo do quarto.

— Heméra está tendo mais um de seus delírios. Você estava certo, ela não está bem.

Heméra olhou para eles com nojo.

— Venha, Heméra, vou te levar para o seu quarto.

— Não se atreva a me tocar, e saia da minha frente! — falou Heméra, sacando a adaga presa na perna.

— Está vendo como ela não está pensando direito? Ela vai acabar matando todos do castelo; é uma ameaça à segurança de todos.

— Heméra, eu estou com você, precisa se acalmar, vamos conversar — falou Otis, se aproximando com a intenção de pegar a adaga de sua mão.

Mas ela foi mais rápida e enfiou a adaga no braço de Otis. No mesmo momento ele soltou um rugido e Amara gritou em desespero.

— Agora, Otis, fique quieto, a próxima não será no braço.

Otis se afastou. Estava meio tonto, ainda sob o efeito da droga e por causa do sangue que perdia pela ferida. Não entendia o que estava acontecendo com Heméra, que estava fora de si.

— CHEGA DE MENTIRAS, AMARA! Ou uma de nós não sairá viva daqui hoje!

— Do que está falando? — perguntou Otis.

— A pessoa que está tentando me matar e causando os pesadelos é ela — falou Heméra, apontando com a adaga para Amara.

— Otis, não acredite nela. Está na cara que ela não está bem! — falou Amara, desesperada.

Otis se lembrou dos livros sobre a cama de Heméra. Ela devia estar sob a influência de algo maior, algo relacionado a magia negra. Ele tinha de impedi-la de fazer uma loucura. Enquanto ela estava distraída com Amara, ele a segurou. Mesmo com o braço ferido ele era mais forte que ela. Quando ele a pegou, ela começou a gritar. Seu grito era ensurdecedor. Ela estava quente, e quanto mais gritava mais quente ficava. De repente ela estava tão quente que queimou a pele de Otis, e uma luz muito forte irradiou dela. Quando finalmente ela parou de gritar, estava mole, mas ainda consciente. Otis a colocou no chão. Seus braços estavam em carne viva, o que o fez desmaiar. Enquanto isso, Heméra olhava fixamente para Amara, que se aproximava.

— Pelo que vejo, somos mais iguais do que imagina — sussurrou ela, enquanto Heméra perdia a consciência.

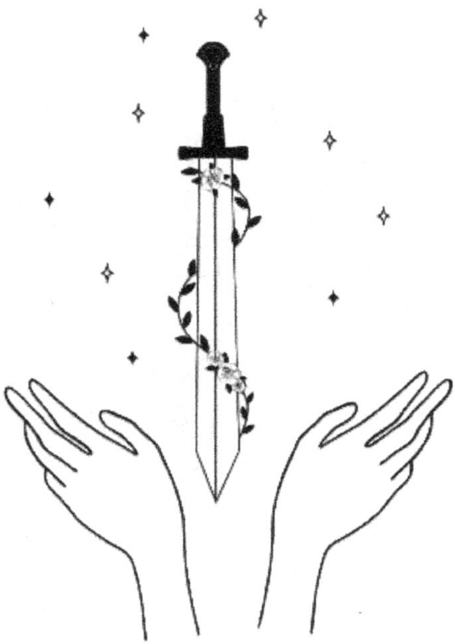

22

Amara

Após toda a discussão, Amara precisava sair do castelo o mais rápido possível. Os guardas estavam chegando, e os gritos de Heméra foram tão altos que todo o castelo devia estar acordado. Não sabia para onde iria, mas precisava estar longe, tão longe que dez dias não fossem suficientes para alcançá-la. Aproveitando a movimentação dos guardas para a enfermaria, ela roubou um cavalo e fugiu.

Amara pretendia viver o resto dos seus dias em Erétria, mas se deixou levar pelos sentimentos que tinha por Otis. Vê-lo com Heméra era torturante. Queria ser amada como a princesa era, ser desejada, mas ela sempre estava em seu caminho. Enquanto Heméra existisse, Otis sempre iria escolhê-la, sempre seria ela, mesmo que ela não o amasse. Ele sempre iria amá-la, assim como Amara sempre iria amar Otis. Nunca teve uma chance de verdade com o guarda, mas tinha esperança de que sem a princesa no caminho ele poderia escolhê-la. Mas depois de tudo que aconteceu, ele provavelmente acreditaria em Heméra e desejaria que Amara não voltasse nunca mais. Mas se esse era o preço que deveria pagar por amá-lo tanto, não pagaria; um dia ele ainda seria dela.

Precisava aproveitar que grande parte da guarda iria direto para a enfermaria ver o que aconteceu, para roubar um cavalo e sair o mais rápido. Ouvira falar que muitas feiticeiras haviam fugido para a ilha de Creta, um lugar onde a prática da magia não era totalmente proibida. Precisava ir direto para as docas encontrar alguém disposto a levá-la para a ilha ainda naquele dia.

Chegando às docas, conversou com vários marinheiros, mas eles estavam resistentes em enfrentar o mar para ir até a ilha. O fato de ser povoada por muitas feiticeiras tornava o lugar temido. Já estava cansada de procurar, e cada minuto que passava, maior era a chance de ser pega pelos guardas. Uma mulher que carregava um pequeno barco com algumas ervas características de Erétria ouviu o pedido da moça e se ofereceu para levá-la por algumas moedas de ouro. Amara nunca a havia visto antes, mas era sua única opção.

— Qual o seu nome, garota? — perguntou a mulher.

— Amara; e como posso te chamar? Gostaria de agradecer.

— Primeiro me fale: o que busca em Creta?

— Bem, digamos que cometi alguns erros e agora corro perigo de ficar aqui.

— Ouvi dizer que as pessoas que aqui vivem não podem passar mais de dez dias fora do reino; como pretende lidar com isso?

— Não sou daqui. Na verdade não sou de lugar nenhum, minha família nunca se estabeleceu em um só lugar. Chegamos aqui e vimos uma oportunidade de mudar de vida, pois, por conta da maldição, Eros, o rei, precisava oferecer bons pagamentos para pessoas de fora aceitarem ficar e trabalhar.

A mulher estremeceu quando Amara citou Eros. Aquele nome lhe causava arrepios.

— Certo, Amara. E o que sabe fazer?

— Pratico o curandeirismo.

— Tenho certeza de que será muito bem-vinda e gostará muito de Creta, Amara. Depois gostaria de saber mais sobre Erétria, se não for um incômodo — falou a mulher, entrando na cabine sem falar mais nada, apenas acenando para que entrasse no barco.

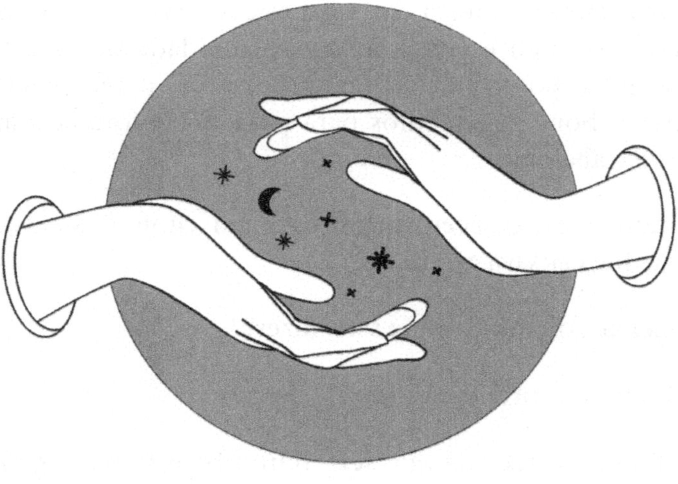

23

Heméra

Quando acordou, sua cabeça doía. Não sabia se tudo aquilo havia acontecido ou se era mais um pesadelo. Estava tudo muito confuso, e só se deu conta de que de fato era real quando percebeu que estava na enfermaria, e ao seu lado estava Otis com os braços e o peito enfaixados. Ela o havia queimado, mas como isso era possível, e o que queria dizer sobre ela? Precisava saber se mais alguém sabia o que havia acontecido, e se Amara continuava no castelo. Para isso, precisava sair da enfermaria sem ser percebida. Saiu da cama com cuidado e andou lentamente, passando por Otis, que ainda dormia. Não acreditava que podia ferir uma pessoa dessa forma, e só existia uma pessoa que poderia lhe explicar como isso era possível.

Quando saiu do quarto da enfermaria, observou todo o lugar em busca de algo de Amara. Na sala havia camas para os doentes e feridos, prateleiras com diversas misturas de ervas e poções, mas nada da curandeira. Não esperava menos dela. Sabia que fugiria; caso contrário, seria julgada e condenada. Mas para onde poderia ter ido? Quando chegou ao castelo, eram só ela e a mãe, que com certeza também era uma feiticeira, mas, ao contrário da filha, não usava a magia negra, e por isso havia morrido há alguns anos, pois sem acessar as partes mais escuras do seu ser não conseguiria se manter sempre jovem e saudável.

Amara podia não estar no castelo, mas de onde estivesse continuaria a atormentá-la com os pesadelos. Disso ela tinha certeza. O feitiço não se importava com distância; depois de feito, só seria quebrado com a morte da feiticeira ou do objeto de medo. Não sabia onde Amara estava, mas sabia onde encontrar Grannus, e sabia quem poderia levá-la até lá.

Contudo, não fazia ideia de como mataria Grannus pela segunda vez. Mas iria descobrir. Saiu da enfermaria passando pelo campo de treinamento, onde vários guardas treinavam. Isso significava que ninguém entendia o que havia acontecido, ou estariam atrás de Amara.

Heméra passou tranquilamente pelos guardas que treinavam, mas quando chegou ao corredor do castelo, correu para chegar o mais rápido ao quarto. Precisava encontrar o merceeiro, e depois implorar a Ícelo que a levasse ao submundo. Tudo isso antes de ter um novo pesadelo. Desta vez tinha a certeza de que Amara faria de tudo para prendê-la lá até que se tornasse insuportável a ponto de tirar a própria vida.

No quarto, escolheu uma roupa leve e confortável, em que conseguiria prender suas adagas e a espada, com um manto escuro para não chamar muita atenção. Ela nem mesmo sabia se era dia ou noite. Não havia procurado a lua, então tinha de estar pronta para qualquer situação. Antes de sair escreveu uma carta e deixou sobre seu travesseiro, para Greta encontrar.

Greta,

Estarei ausente por alguns dias. Preciso que cuide para que não descubram que não estou no castelo. Diga que ainda estou indisposta por conta do ocorrido, e não deixe que ninguém entre em meu quarto. Caso isso aconteça, diga que estou no banho, e sempre tranque a porta quando sair. Sei que irá se preocupar, mas estou bem, sei o que estou fazendo. Caso Amara apareça, não acredite em nada que ela falar, ela não é quem imaginamos. Por fim, cuide de Otis. Ele está ferido por minha causa, mas essa é uma longa história que terei de te contar em outro momento. Entregue para ele essa outra carta, caso acorde antes do meu retorno.

Com carinho, Heméra

Com isso, ela saiu do quarto e foi direto para a caixa de areia. Encontraria primeiro o merceeiro. Precisava entender o que aconteceu e como poderia usar isso a seu favor. Quando saiu da casa abandonada, olhou para o céu e encontrou a lua; era noite, e provavelmente não encontraria o merceeiro. Precisava tomar cuidado com as bestas que esperavam por uma presa.

Caminhando com cautela, sem chamar a atenção, chegou à mercearia. Antes mesmo de bater o merceeiro abriu a porta.

— Estava esperando você.

— Como sabia que viria? Ah, deixa pra lá, você nunca responde esse tipo de pergunta.

— Vamos entrar, temos muito a fazer — disse ele, puxando-a para dentro.

Como de costume, os dois foram para os fundos na sala escondida.

— Demorou mais do que eu esperava, mas finalmente você usou o poder que recebeu.

— E qual seria esse poder?

— Você já deve imaginar, só não quer admitir.

— Não posso ser uma feiticeira! Isso é impossível, basta olhar para a minha mãe.

— Você é a garota que recebeu da deusa muito mais que o nome. Você pode ver além das sombras, mas acha mesmo que seu dom é apenas esse? Você pode ver muito além, basta olhar mais atentamente. Vamos, tente comigo. Olhe para mim até enxergar o que sou de fato.

Heméra passou alguns minutos olhando para o merceeiro, mas não viu nada diferente.

— Você deve estar enganado, ou está ficando maluco — falou ela, irritada.

— Vamos, Heméra, olhe atentamente. Não como uma princesa que procura seu brinco, mas como alguém que possui um dom divino procurando a ponta do seu poder.

Ela já estava cansada e com raiva do homem, quando conseguiu vê-lo com longos cabelos escuros. Piscou várias vezes, mas os cabelos não sumiram. Devia estar muito exausta imaginando coisas.

— Diga o que vê, Heméra!

Ela não respondeu, apenas fechou os olhos com força, tentando se concentrar na realidade. Respirou fundo três vezes e abriu os olhos. Quando olhou para o merceeiro, encontrou uma mulher muito bonita de cabelos escuros.

— Você só pode estar brincando comigo? — falou ela, irritada.

— O que você vê, Heméra? — falou a mulher.

— Você é uma mulher? Como isso é possível?

— Agora que você consegue ver minha verdadeira forma, posso confiar a você minha verdadeira identidade.

— Certo, estou esperando.

— Você provavelmente já ouviu que muitos anos atrás as feiticeiras foram castigadas pelos deuses pelo uso excessivo da magia para vingança. Bem, esse castigo se deu não somente por esse motivo.

— E qual seria o outro motivo?

— Uma feiticeira chamada Circe desafiou os deuses, tornando-se mais poderosa que eles. Sua magia era capaz de afetá-los, e para eles isso foi uma grande afronta; sentiram-se ameaçados. Como não podiam simplesmente acabar com as feiticeiras, pois dependiam delas para manter a humanidade viva e seus sacrifícios intactos, eles castigaram as feiticeiras, dando a elas uma única gestação, reduzindo assim o número de feiticeiras. Esse foi o primeiro castigo dos deuses.

— E o que aconteceu com a feiticeira que os ameaçou?

— Tenha paciência, criança. Para se esconder dos deuses, ela passou anos fingindo ser uma simples feiticeira, mas um dia, para a sua desgraça, ela conheceu o rei dos Sármatas, um homem que inicialmente parecia cordial e carinhoso. Ela aceitou se casar com ele, mas na sua primeira noite juntos ela foi violentada da forma mais cruel possível. No dia seguinte ela usou todo o seu poder e conhecimento para envenenar o rei, mas esse ato chamou a atenção dos deuses, que descobriram onde ela estava — falou a mulher, dando um longo suspiro.

— Para puni-la mais uma vez, eles a prenderam na ilha de Eana. O tempo que passou lá nem sempre foi solitário. Sua beleza era conhecida, e nem todo deus a queria morta. Alguns gostariam de tê-la, não só por sua beleza, mas pelo poder também. Hermes, o mensageiro do Olimpo, era um deles. Desejava um pouco do poder da feiticeira, e para consegui-lo revelou que ela era fruto de uma união entre Hélio, o deus do sol, e Hécate, deusa da magia. Seu sangue era poderoso, era uma deusa. Ela não entendia o que levou os pais a abandonarem-na na terra para ser criada como humana. Isso fez com que seu ódio pelos deuses crescesse. Então ela mergulhou em seu poder e se perdeu na sede de vingança, sendo considerada uma das mais cruéis feiticeiras — falou a mulher, dando uma pausa. Então continuou:

— Após alguns meses isolada, descobriu que gerava uma criança, fruto do abuso. Nesse momento ela entendeu o motivo de seus pais a abandonarem. Não poderia fazer com que a criança pagasse pelos erros dos pais. Ela já estava condenada a viver na ilha ou viver fugindo, e não queria isso para a filha. Fugiria da ilha quando a criança estivesse prestes a nascer. Faltando pouco tempo para dar à luz, ela se transformou em um animal marinho e atravessou até Atenas. Ao chegar lá, conheceu uma feiticeira que sofria com o luto de perder a única herdeira. Sabendo que não poderia criar a filha, pediu à pobre mulher que ficasse com a criança após o parto e a criasse como se fosse sua. Aquela foi a decisão mais difícil que teve de tomar, mas para manter sua linhagem viva era necessário. Porém ela sempre esteve por perto, cuidando das suas, mas sem interferir em suas escolhas. Eram livres para escolher seus caminhos.

— E onde elas estão agora? — perguntou Heméra.

— Por muito tempo elas viveram em Atenas, até que a última nascida decidiu vir para Erétria. Aqui ela foi feliz, se apaixonou e engravidou, mas dizem que a criança não sobreviveu ao parto, e perder a filha deixou a mulher devastada, fazendo com que amaldiçoasse o reino.

— Mas qual era a responsabilidade do reino com a morte da criança?

— Nenhuma, mas seu pai, o rei, deixou-a sofrendo sozinha a perda. Ela se sentiu usada e enganada, e quis puni-lo.

— Isso quer dizer que meu pai é responsável pela maldição? Agora faz sentido. Ele vem definhando a cada ano, e desde que nasci nunca o viram sair do castelo.

— Seu pai amou Camarã, disso tenho certeza, mas todo o resto é muito confuso, o que me leva a crer que não sabemos de tudo.

— E onde você entra nessa história? Você é uma delas? Você é Camarã?

— Eu sou Circe.

— Circe? A mesma Circe da história? Como isso é possível? O que faz aqui? Por que não partiu junto com Camarã, se ela era uma das suas?

— Não acredito que tudo aconteceu mesmo como dizem. Por isso fiquei aqui para garantir que a verdade fosse descoberta.

Mas para isso precisarei de você, Heméra. Estou disposta a te treinar e ensinar tudo que sei sobre o dom que recebeu. Em troca você vai me ajudar a descobrir o que realmente aconteceu e acabar com a maldição, o que me diz?

Heméra estava confusa. Como poderia ajudar Circe a descobrir isso se nem era nascida quando tudo aconteceu? Talvez saber um pouco mais sobre o dom que recebera ajudasse a descobrir coisas que outras pessoas não podem ver.

— Certo, eu aceito te ajudar. Quebrar a maldição pode trazer vida ao reino novamente.

— Espero que não tenha hora para voltar para o castelo. Vamos começar agora mesmo, e levaremos tempo até terminar. Você é a minha única esperança. Eu poderia fazer com minhas próprias mãos, mas isso colocaria em risco todas as minhas descendentes, e os deuses não devem saber onde estou e por que estou aqui.

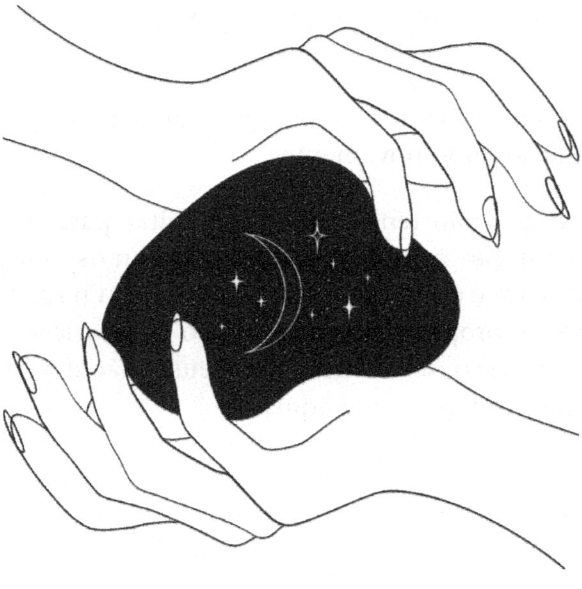

24

Amara

Foram dias em alto-mar. Amara já estava se acostumando com a claridade, mas nos primeiros dias foi realmente difícil se adaptar à luz, até chegar à ilha de Creta. Mas valeu a pena. O lugar era lindo e acolhedor, as águas que banhavam as praias eram cristalinas, a vegetação, de árvores de carvalho e castanheiros, sem falar na diversidade de etnias vivendo em harmonia.

— Amara, venha, vou te apresentar às demais curandeiras da ilha. Formamos uma comunidade de mulheres. Caso queira fazer parte, posso apresentar nossa líder. A propósito, sou Elena. Precisava saber se podia confiar em você antes de qualquer coisa.

— Se não se importar, gostaria de descansar primeiro. Sabe me dizer onde poderia conseguir abrigo?

— Bem, venha. Vou te levar a um dormitório onde abrigamos forasteiros.

As duas caminharam pela areia da praia até chegar à parte rochosa, cheia de casas de tijolos e telhas de barro.

— O jantar é servido logo após o sol se pôr. Venho te buscar, e caso seja aceita poderá ficar.

— Espere, o que pode me falar sobre sua líder? Como devo me comportar? — perguntou Amara, olhando em volta. O dormitório era simples, com janelas de madeira e várias camas separadas.

— Apenas seja verdadeira e ela irá gostar de você, principalmente quando souber que veio de dentro do castelo de Erétria. Agora descanse.

Amara adormeceu rapidamente. Deitar em uma cama era tudo que queria. Os dias no mar não lhe fizeram bem, estava enjoada ainda, e a luz do sol havia queimado sua pele.

Quando o sol caiu, Elena voltou para buscá-la. As duas saíram do dormitório e caminharam pelas pedras até chegar a um lugar enorme e bem iluminado. Dentro havia várias mulheres bebendo vinho e rindo. O lugar realmente parecia agradável. Sem que percebesse, Elena a levou para a mesa principal, onde se sentaram em uma das pontas distantes da líder.

— Amara, aquela é a nossa líder — falou Elena.

Amara ficou assustada ao olhar para a mulher; seu rosto era muito familiar. Permaneceu o jantar todo em silêncio, observando o comportamento de todas. Talvez elas fossem sua salvação.

25

Otis

Otis dormia há sete dias. As queimaduras em seus braços e tórax eram graves, e ninguém entendia como ele havia se queimado daquela forma sem nenhum sinal de fogo no castelo. A não ser pelas tochas, mas ninguém se queimaria de tal forma com uma simples tocha. Conforme os dias passavam, Greta ficava mais preocupada com a melhora do guarda, pois se algo acontecesse com ele, Heméra jamais se perdoaria. Ela sabia que os machucados de Otis foram causados pela princesa. Não entendia como ela havia feito, mas também não perguntaria.

No oitavo dia, Otis acordou confuso e fraco, e seu corpo doía. Lembrava-se vagamente do que tinha acontecido, e não imaginava ter ficado tantos dias dormindo.

— Onde está Heméra? — perguntou, tentando se sentar.

— Não faça esforço, Otis. Ela está indisposta, e por isso não veio visitá-lo.

— Não minta pra mim, Greta. Heméra vem escondendo muitas coisas, e com certeza pode estar com problemas.

— Certo. Ela já imaginava que não aceitaria essa resposta, por isso deixou esta carta para você. Vou te dar espaço para ler, e volto mais tarde para ver como está.

— Espere, há quantos dias estou aqui?

— Já faz oito dias. Descanse, Otis — falou ela, saindo.

Querido Otis,

Que bom que acordou! Saiba que estou bem e segura. Não corro nenhum perigo. Estou com alguém em quem confio, e sei que essa pessoa poderá me explicar mais sobre o que aconteceu naquele dia na enfermaria. Eu jamais quis te ferir, estava fora de mim. Amara nos enganou todo esse tempo. E pensar que a considerava da família! Ela fugiu e deve estar longe agora. Sem saber onde ela está, não poderei quebrar o feitiço e continuarei tendo pesadelos reais demais, nos quais eu posso morrer ou enlouquecer.

A única forma de quebrar o feitiço, agora, será matando Grannus pela segunda vez. Mas para isso terei de buscá-lo no submundo. Eu sei que isso parece loucura ou suicídio, mas não se preocupe, não estarei sozinha. Não posso revelar quem irá me levar até lá, mas peço que confie em mim. Preciso que cuide de tudo no castelo, principalmente da mentira que inventei, para que não saibam da minha ausência. Eu confio a você meu reino, Otis. Proteja-o como foi treinado para fazer, e não me procure. Voltarei assim que tudo estiver terminado. Não importa o aconteça, não me procure.

Com Amor, Heméra

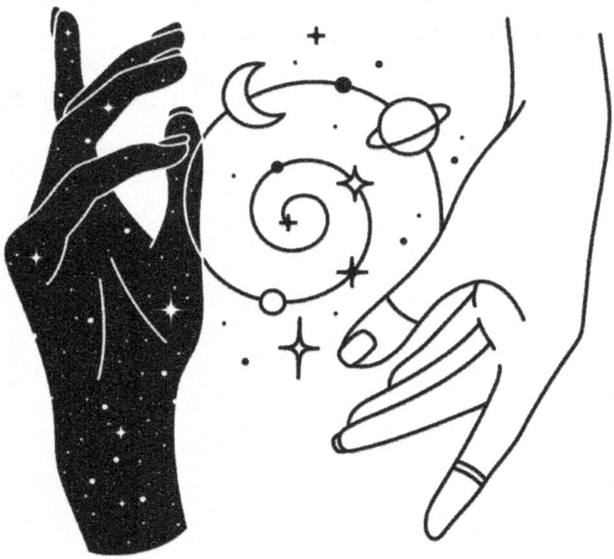

26

Heméra

O treinamento era intenso; já fazia oito dias que ela tentava encontrar uma maneira de controlar o poder que tinha. Era muito mais difícil que os treinamentos da guarda. Sua cabeça doía, e seus olhos estavam ardendo. Será que seu dom seria mesmo bem mais que ver através das sombras? Circe poderia ter-se enganado?

— Precisa descansar, Heméra. Por hoje chega — falou Circe.

— Eu vou conseguir, só mais alguns minutos.

— Não conseguirá nada exausta como está. Agora vá dormir, e amanhã continuaremos. Preciso abrir a mercearia, as pessoas vão começar a falar se permanecer fechada. Agora vá — falou Circe, na forma do merceeiro.

Estava exausta, e precisava mesmo dormir o dia inteiro ou até mais. Desceu para descansar na cama que Circe tinha arrumado para ela. A mercearia era apenas um terço do que havia lá embaixo. A entrada era pela sala secreta, e descia uma longa escada em espiral, chegando a uma casa enorme, muito bem decorada e iluminada com magia. Cheirava a lavanda. Ela passou pela sala e foi direto para o seu quarto. Heméra adormeceu logo após se deitar. Enquanto dormia, o cheiro no ar mudou, cheirava a ervas doces e canela.

O cheiro a fez abrir os olhos. Não estava mais sozinha. Ícelo estava lá, encostado na parede, a observando. Não sabia se estava acordada ou sonhando.

— Precisa desistir da ideia de ir ao submundo. Podemos encontrar outra forma de quebrar a maldição. Vamos encontrar Amara — falou ele, tenso.

— Você sabe que será muito mais difícil encontrá-la. Nós já sabemos onde ele está, podemos ir e voltar — falou ela, despreocupada.

— Heméra, não está pensando direito. As Harpias não irão devolvê-lo facilmente, e não pense que serei de grande ajuda. Lá embaixo eu sou apenas o deus dos pesadelos, e existem muitos outros procurando uma diversão. Principalmente aqueles que não têm permissão de sair — falou Ícelo, aproximando-se da cama.

— Você não está entendendo. Posso morrer de qualquer forma, indo ou não. E sinceramente, entre morrer no submundo sendo torturada, e morrer revivendo o dia em que Grannus tirou tudo que existia de bom em mim, bem, prefiro ser torturada no submundo.

— Eu sinto muito, Heméra. Não sou capaz de imaginar a sua dor naquele dia, mas podemos encontrar outra forma — falou ele, sentando na cama de frente para ela e segurando seu rosto entre as mãos.

— Eu vou com ou sem você. A escolha é sua entre me acompanhar ou não — falou ela, encarando aqueles olhos profundos.

— Você é mesmo muito teimosa — falou ele, irritado.

Em seguida ele a beijou. Essa teimosia e a imprudência dela faziam com que ele a desejasse mais ainda. O beijo foi visceral, quase tão profundo quanto os olhos dele. Ela estava exausta, mas sentir o gosto dele era revigorante. Ela se tornava selvagem perto dele, como se algo dentro dela despertasse e quisesse sair a todo custo. Ela não tinha forças para impedir esse desejo, e deixaria que ele os consumisse.

Ela levou as mãos ao cinto que segurava o manto. Ele não a impediu e deixou o manto cair junto com o cinto, deixando à mostra seu abdômen definido e sua pele bronzeada. Em seguida ele fez o mesmo com a roupa dela. Após tirar o manto dela, deixou expostas todas as suas curvas. Ela era linda, e ele a queria, mas antes de qualquer movimento olhou para ela como se perguntasse se ela estava certa disso.

Era impossível pensar nessa hora. Apenas confirmou com a cabeça, e ele estava dentro dela. Não sabia descrever qual era aquela sensação. Parecia que ela ia explodir de desejo a cada movimento dele. Para conter o grito na garganta ela cravou as unhas nas costas dele, que soltou um suspiro de prazer.

Naquele momento não existia nada e nem ninguém além deles. A cada movimento, mais ela o desejava, e quando não aguentava mais ela atingiu o ápice do prazer, e ele foi junto.

— Não se atreva a sumir agora — falou ela, ofegante, segurando a mão de Ícelo.

— Não irei. Agora durma, precisa descansar se quer ir atrás de Grannus; não será fácil chegar até lá — falou ele, dando risada.

— Não tente me aterrorizar enquanto durmo, não irá me convencer — falou ela, fechando os olhos.

Quando ela dormiu, ele desapareceu.

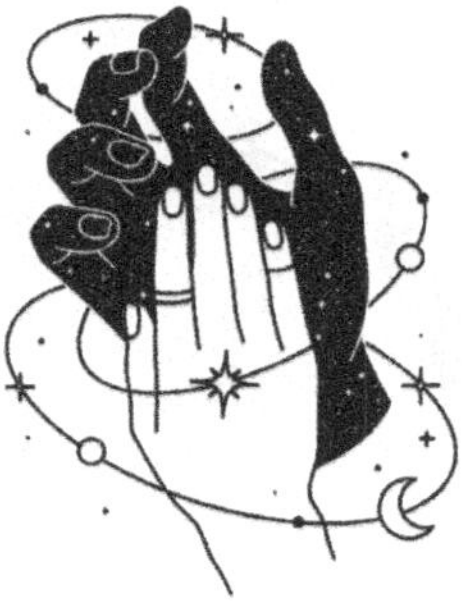

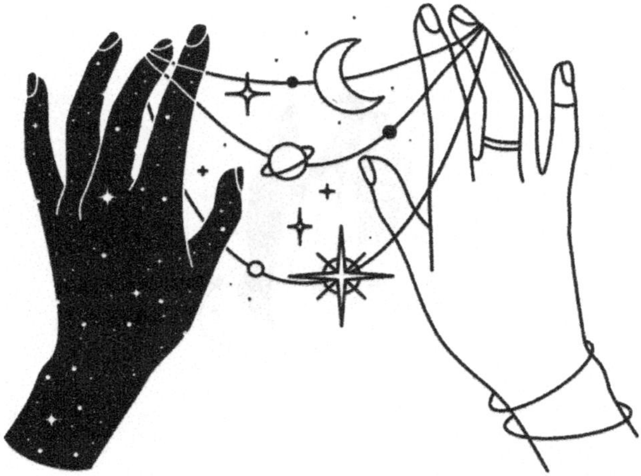

27

Ícelo

Desde que a maldição foi lançada no reino de Erétria, Ícelo ficara fascinado com o lugar. Ele gostava de observar as bestas devorando suas presas e ouvir seus gritos enquanto morriam. Na primeira noite que vira Heméra, estava no beco em meio às sombras, observando um grande animal que esperava por suas presas. Foi quando, de repente, ela começou a seguir para o beco, atraída pelas sombras e também pelos seus olhos profundos. Não entendia como ela conseguia vê-lo em meio à escuridão. Queria descobrir, mas não conseguiria se a deixasse ser morta pelo animal que se aproximava pronto para devorá-la. Ela estava tão fixada em seus olhos que nem mesmo percebeu o animal, mas de repente o guarda ordenou que ela corresse, sacrificando-se para que ela vivesse. Admirou a sua lealdade, mas a garota era teimosa demais para ir quando ouviu o grito do guarda. Com uma velocidade anormal, ela apareceu na frente do animal, cortando-o ao meio. Naquele momento ele sabia que ela seria sua.

Ele queria devorá-la de dentro para fora, invadiria seus sonhos e os transformaria em pesadelos, e se satisfaria com seus gritos de desespero e dor. Ícelo brincaria com a mente dela até ela não existir mais. Ele faria parte dos seus sonhos, mas precisava que tanto ela quanto os amigos se esquecessem do que viram naquele dia.

Porém, no dia seguinte Heméra apareceu novamente no beco, e tudo indicava que ela não havia esquecido como os amigos. Talvez ele não quisesse mesmo que ela esquecesse, ou ele estava certo: ela não era uma simples humana. Desse dia em diante ele visitou os sonhos dela com certa frequência, na tentativa de amedrontá-la. Ela não podia desejá-lo, assim como ele não deveria.

Sabia que estava passando dos limites quando em sonho a enforcou com tanta força que poderia tê-la matado. Seu desejo era tão intenso que não queria se permitir sentir dessa forma. Mas ele não conseguia ficar distante, e sempre que invadia os sonhos dela a desejava mais. Na tentativa de fazê-la esquecer-se dele, não invadiu mais seus sonhos.

Por mais que tentasse não se importar com ela, havia uma conexão entre eles. No dia em que Grannus a violentou pela primeira vez, Ícelo sentiu toda a sua dor. Ele queria salvá-la, mas não podia. Já havia acontecido. Sua raiva era tão grande que desceu ao submundo. Se ficasse na terra, iria atrás de Grannus e o mataria com as próprias mãos, mas essa vingança era de Heméra. Deixaria que ela acabasse com ele.

Passaram-se dias e ele ainda mantinha distância. Só soube que ela havia matado Grannus quando viu as Harpias o carregando no submundo. Percebeu que estava errado de imaginar que a vingança a ajudaria quando a viu se entregando para a morte, andando sem preocupação e esperando ser devorada. Ele não deixaria que ela se entregasse. Após derrotar as bestas que a devorariam, estava com raiva, mas a única coisa que conseguiu fazer foi beijá-la. Nunca mais conseguiria ficar longe dela, ele a teria.

Após esse dia, Ícelo a observava, e vê-la com Otis o incomodava. Mas não interferia. Ela deveria escolher com quem ficar; ele estaria por perto para mostrar seu valor. Quando Heméra vivenciou o primeiro pesadelo, fruto de feitiçaria, ele queria salvá-la, mas algo o impedia de entrar no pesadelo. Ela estava ferida e poderia morrer ali, mas ele só conseguiu entrar no sonho quando ela já havia sido violentada, e ele a acordou.

Após o pesadelo ele não apareceu mais, mas esperava que ela o procurasse. Conforme o tempo passava, mais habilidosa e corajosa ela ficava, e isso o deixava em êxtase. Como no dia em que ela o confrontou com uma adaga no pescoço. Sentir o gosto dela era incrível, e vê-la se deliciando de prazer era melhor ainda, mas nada se comparava a ouvir seu nome sair da boca dela.

Ícelo não queria uma mulher para lhe servir e controlar. Ele queria mais, queria uma mulher tão poderosa quanto ele para governar ao seu lado.

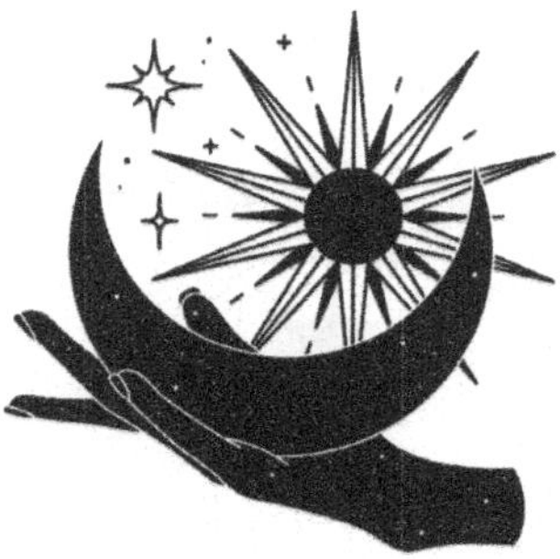

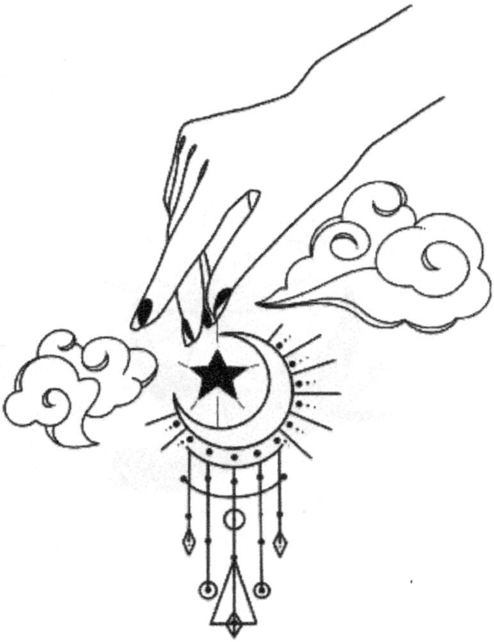

28

Amara

Após o jantar, todas se levantaram para recolher as louças. Amara ameaçou levantar-se quando a mulher que todas chamavam de líder se aproximou.

— Não se levante; é sua primeira noite aqui, e preciso conhecê-la para decidir se pode ser uma de nós — falou a mulher.

— Por onde começo?

— Bem, me fale de Erétria. Como é o reino, o que fazia lá, com quem convivia?

— Erétria é um lugar assim como os outros. As ruas são limpas e cuidadas. Quando a lua não está brilhando, quer dizer que é dia, então todos os guardas vão para as ruas proteger a população. Quando cheguei, há dez anos, o rei ainda não havia conseguido controlar as pessoas, e muitas morreram tentando fugir. Mas com o tempo ele conseguiu fazer acordos com os reinos vizinhos para conseguir um espaço para plantar, colher e tomar o sol necessário. O mais estranho é que as pessoas do castelo não saíam do reino, e por isso as curandeiras precisavam criar tônicos de ervas para suprir a falta do sol — falou Amara, dando uma pausa. E continuou:

— A minha função no castelo era ser a líder das curandeiras reais. Nada era levado para a família real sem a minha aprovação. Essa posição me permitiu conviver com todos, mas meu principal vínculo era com Otis, um guarda, e Heméra, a princesa — falou ela, com desgosto.

— Me fale sobre Eros, o rei.

— Eros vem definhando a cada dia. Dizem que faz dezoito anos que não sai do castelo. Todos os tratados e trabalhos são realizados por Eratos, o chefe da guarda. Eros só aparecia em eventos em que sua ausência não seria bem vista. Já a rainha Hera vive mais fora do reino do que dentro, sempre indo e vindo para respeitar os dez dias. Acredito que a maldição acabou com tudo que havia de bom dentro deles. Nem mesmo conseguem olhar para a filha. A coitada vive mais com a criada e os guardas do que com os próprios pais.

— E sobre a feiticeira que lançou o feitiço, sabe alguma coisa?

— Eros proibiu todo e qualquer tipo de magia. Não é permitida a feitiçaria. As curandeiras praticavam a cura, muitas vezes de forma velada, e pronunciar o nome dela era o mesmo que um crime.

— Acredito que será de grande serventia caso queira ficar e fazer parte da nossa comunidade. Tenho grandes planos para você. E antes que pergunte, pode me chamar de Camarã — falou ela, levantando e saindo com um sorriso ardiloso.

Amara arregalou os olhos, sem acreditar.

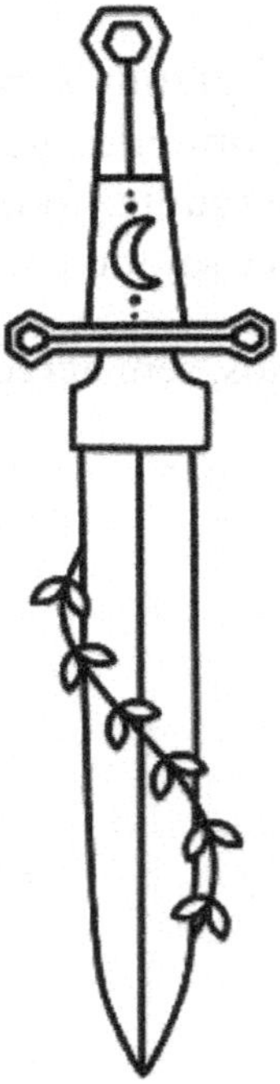

29

Camarã

Após lançar a maldição, Camarã precisava encontrar um novo lugar, já que não era mais bem vinda em Atenas. Iria para onde o destino a levasse, pediria ajuda ao primeiro barco que encontrasse, e iria para onde ele fosse, desde que distante, tanto de Erétria como de Atenas.

Ela percorreu o caminho do castelo até as docas apenas com a luz da tocha que havia roubado dos portões. Seguiu pelas ruas desertas até chegar às docas, onde aguardou até ver o primeiro barco com tripulação. Dentro dele havia uma mulher de meia idade, muito bonita, e uma garotinha.

— Olá, procuro transporte para qualquer lugar distante desta ilha. Posso pagar com algumas moedas de ouro — falou Camarã.

— Estamos indo para a ilha de Creta. Temos uma comunidade lá, e caso queira ir, suba agora, vamos partir em alguns minutos. Me chamo Ophélia, e esta é minha filha Elena.

— Sou imensamente grata; em que poderia ajudar? — perguntou Camarã.

— Tem conhecimento sobre ervas?

— Sim, desde pequena é tradição na minha família.

— Ótimo! Nossa comunidade é formada por várias mulheres com o mesmo conhecimento. Creta é um bom lugar para todas nós. Não existem muitas regras quanto à prática, mas em geral praticamos apenas para o bem, e em alguns casos vingamos algumas mulheres — falou Ophélia.

— Se permitir, será um prazer me juntar a vocês.

— Será bem-vinda. Vamos partir, levaremos alguns dias até a ilha.

Foram dias em alto-mar. Camarã nem mesmo os contou, sua cabeça ainda estava na filha e em Eros. Por mais que estivesse ferida, ainda o amava, e se odiava por isso. Havia prometido a si mesma nunca mais se apaixonar após a morte de Hector, e estava sendo punida por quebrar uma promessa. Merecia todo esse sofrimento, assim como Eros merecia a maldição.

Quando chegaram à ilha, Ophélia apresentou todo o lugar. A comunidade era formada por várias casas simples de tijolos e telhas de barro, onde acolhiam feridos, doentes e forasteiros que precisavam de abrigo. As mulheres ficavam todas juntas em uma grande casa com diversos quartos. A decoração era bem simples; elas não se apegavam muito ao material. O ambiente era cheio de plantas e ervas, o que dava um aroma diferente. Depois de tudo que passou, Camarã se afundou nas sombras mais escuras da sua alma. Talvez nunca saísse de lá, ou pelo menos, no momento, não queria sair.

Com o passar dos dias, mais forasteiros chegaram à ilha, e a notícia da maldição se espalhou, chegando até Ophélia, que reconheceu o tamanho do poder de Camarã e como seria útil ter a feiticeira como seu braço direito. Ela era impiedosa, selvagem e muito poderosa.

Camarã fez da ilha seu lar.

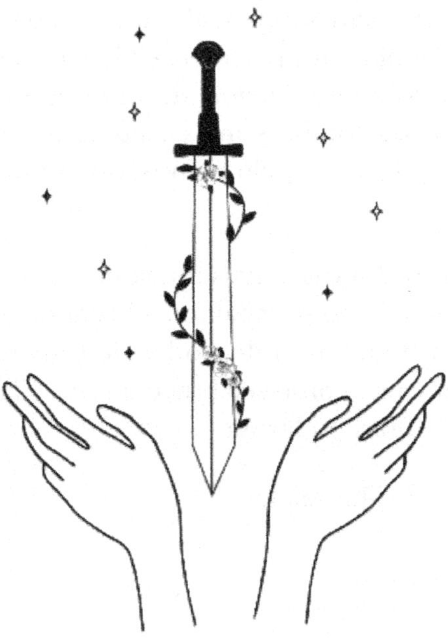

30

Heméra

Quando acordou, já era noite, e Ícelo não estava mais lá. Ele havia desaparecido novamente, mas o cheiro de ervas doces e canela permaneciam em seu corpo. Era tão bom sentir o cheiro dele e o calor da sua pele na dela! Pelo barulho que vinha do andar de cima, Circe havia acabado de fechar a mercearia e estava arrumando tudo para o treinamento.

— Nós não temos mais tempo. Tire tudo de mim para conseguir desta vez. Já faz dias que não tenho pesadelos, mas, conhecendo Amara, ela está esperando chegar bem distante do reino, me fazendo acreditar que após sua partida terei paz. Mas assim que estiver a salvo ela fará de tudo para me prender dentro do pesadelo até eu enlouquecer.

— Certo. Lembra-se do que estava sentindo no dia em que a confrontou? Pense no momento exato em que explodiu em chamas — falou Circe.

Heméra fechou os olhos, tentando se lembrar de qual foi o momento exato em que tudo aconteceu.

— Era uma mistura de emoções, mas o ápice foi quando Otis não acreditou em mim e me segurou para proteger Amara. Ele acreditou nela — falou ela, ficando vermelha de raiva.

— E depois?

— Tudo aconteceu em uma fração de segundo. Meu corpo aqueceu a ponto de queimar Otis. Era como se ele segurasse um metal que acabou de ser esquentado.

— Abra os olhos, Heméra. Você acabou de queimar a cadeira. Precisa entender que seus poderes sempre estarão ligados às suas emoções, e não é possível acessá-los sem sentir. Mas se não souber controlar suas emoções não saberá controlar seu poder, e sem controle ele tomará a forma que quiser. Agora foque em suas emoções e no seu desejo de ver o que mais ninguém pode. Em seguida observe todo o ambiente, e tente ver o que não está visível.

Ainda com os olhos fechados, respirou fundo para se acalmar e conseguir organizar seus pensamentos. Pegou a lembrança mais recente. Concentrou-se no que sentiu quando estava com Ícelo mais cedo. Cada toque, cada beijo, o calor do corpo dele, nunca havia sentido nada igual. Com as emoções à flor da pele, focou em seu objetivo, ver o que não estava visível. Quando abriu os olhos, era capaz de ver cada detalhe da mercearia. As salas escondidas estavam visíveis, os compartimentos onde Circe guardava ervas proibidas ficaram evidentes, mas o que mais a impactou foi que, ao olhar pela janela, conseguia ver e entender o que as criaturas lá fora sentiam, escondiam e queriam.

— Consigo ver tudo, até mesmo seus desejos, sentimentos e segredos; é incrível!

— Vamos ver o que mais consegue fazer. Saia da janela, feche os olhos e volte à visão normal. Sente-se aqui de frente para a mesa — falou Circe, colocando sobre a mesa vários copos.

Sem questionar, Heméra fez o que Circe ordenou. Sentada à mesa, sentiu cheiro de vinho.

— Vai me embebedar? Como isso pode me ajudar? — falou Heméra em tom de brincadeira.

— Sabemos que foi criada como uma guerreira, conhecendo as diversas ervas e venenos; mas será que consegue identificar cada um deles sem tocar, beber ou cheirar?

— Isso é possível?

— Vamos descobrir agora. Após a sua análise irá me dizer qual dos copos não contém nenhum tipo de veneno, e irá tomá-lo. Assim descobriremos se estava certa ou não.

— E se eu errar?

— Provavelmente você morrerá. Quando estiver pronta, podemos começar — falou Circe, com tranquilidade.

— Estou pronta.

Sobre a mesa estavam cinco copos de metal idênticos com vinho. Ao olhar para eles, não viu nada de diferente. Estava com dificuldade de encontrar seu poder novamente. Estava esgotada, mas não queria dar-se por vencida. Observou os copos com cuidado, e em seguida fechou os olhos. Precisava agora canalizar suas emoções no seu objetivo, mas nem sempre o poder se faria de boas emoções. Lembrou-se de Grannus e da primeira vez que ele a violentou. Abriu os olhos segundos depois e os copos haviam mudado de cor, cada um atingindo uma certa tonalidade. Precisava saber qual cor indicava que o vinho não estava alterado. Usando a lógica, pensou nas cores das ervas usadas para envenenar o vinho sem dar gosto, cheiro ou cor evidente. Aqueles que não possuíam conhecimento sobre as ervas dificilmente sentiriam diferença ao beber qualquer um deles e morreriam sem saber o que os matou. Mas ela tinha conhecimento, e se errasse morreria sabendo exatamente o que havia ingerido, depois de um tempo relacionando as cores às ervas.

— O primeiro copo possui traços de angelim amargo. Provoca violentos vômitos, diarreia, mucosa e morte; o segundo está carregado de beladona, morte por parada cardíaca; o terceiro possui uma pequena quantidade de folhas de tintureiro, extremamente tóxicas, levando à morte; o quarto está misturado com olho-de-gato, fruto sedativo de efeito imediato que leva à morte. Por fim, o quinto copo tem traços de valeriana, erva usada como sedativo suave — disse, tomando o conteúdo deste.

O copo podia não ter veneno, mas junto com o cansaço dela, a fez apagar na mesa mesmo. Circe sabia de seu esforço e estava orgulhosa pela evolução da princesa. Ela a levou para o quarto e a colocou na cama para que descansasse.

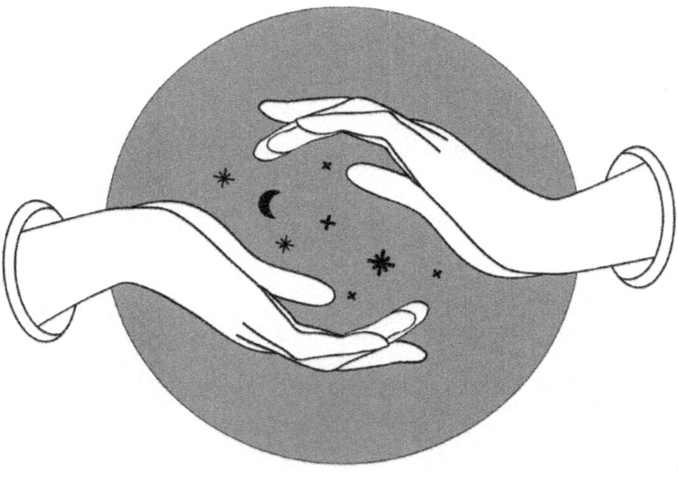

31

Otis

Fazia três dias que ele havia acordado, dez dias desde que Heméra deixou a carta com Greta. As queimaduras já estavam bem melhores, mas sua cabeça não parava de pensar onde ela estava. A ausência dela não levantara suspeita. Greta continuava a visitar o quarto todos os dias, seguia a rotina da princesa como se ela estivesse lá e não permitia a entrada de nenhum outro criado. Otis se encarregou de se livrar dos guardas da princesa. A desculpa que contavam era que Heméra estava muito triste com a partida de Amara e precisava de um tempo. Apenas receberia a visita da criada e do melhor amigo, Otis. Como Heméra não tinha outros amigos além deles, não receberia visitas. A rainha quase não ficava no castelo, e o rei mal saía do quarto.

Otis estava disposto a ajudar Heméra, e para isso precisava encontrar Amara e acabar com o feitiço. Fazia parte da essência dele proteger a princesa, e nesse momento não existia nada que o afastasse. Não se importava mais se ela quebrava as regras; jamais a trairia, mesmo que isso fosse contra tudo em que acreditava.

Aproveitaria que precisava ir à enfermaria todos os dias para cuidar das feridas e procuraria pistas. Mas para isso precisaria da ajuda de Greta para retirar a curandeira de lá.

Todas as manhãs ele passava no quarto da princesa para tomar o café que a criada servia. Assim ela entrava com a bandeja cheia e voltava com ela vazia.

— Greta, precisamos ajudar Heméra — falou Otis.

— E como faremos isso?

— Quero encontrar Amara. Se a fizermos retirar o feitiço, evitamos que Heméra se meta em mais problemas.

— E por onde podemos começar?

— Hoje, quando sair daqui, irei para enfermaria para a avaliação diária dos ferimentos. Nesse momento você precisa fazer algo para que a curandeira saia, me deixando lá sozinho.

— Certo, sei o que fazer.

Após o café, os dois saíram do quarto de Heméra. Ele seguiu para a enfermaria, e a criada foi para a cozinha do castelo. Chegando lá, Otis cumprimentou a curandeira e se sentou em uma maca para a avaliação. A mulher examinou todos os pontos que haviam sido queimados.

— Bem, Otis, suas feridas estão ótimas. Precisa passar este emplasto mais alguns dias, mas o pior já passou.

A avaliação já havia acabado e Greta ainda não havia aparecido.

— Tem certeza? Tenho sentido muita dor no braço direito; poderia dar mais uma olhada?

— Claro, deixe-me ver.

Segundos depois, Greta entrou correndo e gritando na enfermaria.

— Ajuda! Preciso de ajuda! As cozinheiras desmaiaram, todas de uma só vez. Precisa ir lá agora!

— Otis, volte depois para avaliar novamente — falou a curandeira, e saiu correndo.

Greta não foi atrás dela.

— Agora, Otis, seja rápido! Procure. Irei ficar aqui na porta para garantir que ninguém o pegará.

— Antes me diga: o que fez com as cozinheiras?

— Não se preocupe, apenas coloquei uma grande dose de valeriana no chá delas; aos poucos elas foram ficando moles.

— Elas não irão desconfiar de você?

— Não, eu também tomei o chá, mas em menor quantidade, o que não me afeta. Há anos ingiro ervas para provar a comida da princesa antes de servir, garantindo que está tudo certo. Agora seja rápido!

Otis procurou em todos os lugares possíveis, armários, gavetas, salas de descanso e a sala onde passara aquela noite com Amara, mas não encontrou nada que indicasse para onde ela foi. Voltou para a sala principal da enfermaria. Quando olhou para Greta, ela caiu no chão, como se desmaiasse, e ele correu até ela.

— Greta? Você está bem?

De repente chegaram a curandeira e vários guardas carregando as cozinheiras. Ele olhou para Greta, que deu uma piscadela para ele. Só aí ele entendeu que era tudo parte do plano; ela precisava desmaiar também para parecer mais uma vítima da intoxicação com valeriana. Ele a levantou no colo, colocou sobre uma das macas e saiu.

Só restava um lugar para procurar, o quarto de Amara, que ficava nos fundos da enfermaria. Toda a agitação seria favorável para entrar e sair sem ser percebido. Passou por todos os guardas e curandeiras que ali estavam, e caminhou para os fundos. Os quartos ficavam logo após as salas de internação. Quando abriu a porta para entrar, deu de cara com Eratos, seu pai. O que ele estava fazendo ali há tanto tempo? Não o viu entrar, o que significava que já estava lá.

— Otis, o que faz aqui? — perguntou Eratos. Segurava um papel nas mãos.

— Pai? Vim ver se Amara deixou algo que explicasse sua partida. Heméra está muito deprimida com a partida dela.

— Você sabia o que Amara era? — perguntou Eratos, balançando o papel como se fosse algo sobre Otis.

— O que ela era? Do que está falando?

— Não se faça de bobo, Otis! Vocês eram próximos. Acha que não sei que compartilhava a cama com ela antigamente? E como explica o que aconteceu com seus braços? Há quanto tempo sabia que ela era uma feiticeira? — perguntou Eratos de forma ríspida.

— Por que não me fala você, pai, chefe da guarda há quanto tempo? Sabia que ela era uma feiticeira? Se ela é, provavelmente a mãe dela também era, e pelo que me lembro, logo após a chegada delas ao castelo você ficou encantado. E quando ela morreu, pensa que não vi como se sentiu?

— O que a princesa sabe sobre isso? Se ela falar com o rei estaremos mortos.

— Ela não sabe de nada, não se lembra de nada. Bateu a cabeça quando caiu naquela noite. Por conta das queimaduras, acabei apagando também. Vim até aqui ver se acho algo que me leve a Amara.

— Se veio atrás disso, está perdendo tempo. Não encontrei nada, mas alguns homens das docas falaram que viram uma mulher procurando condução. A descrição se encaixa com a dela; o que pretende fazer quando achá-la?

— Vou matá-la.

— Tome cuidado, as feiticeiras são ardilosas. Diga à princesa que em breve irei colher o depoimento dela sobre o ocorrido. Tome, ela deixou esta carta para você — falou Eratos, saindo do quarto e passando por Otis, que ainda estava na porta.

— Não atormente Heméra. Eu garanto que ela não se lembra de nada — falou Otis, pegando o papel que o pai lhe entregara.

O pai apenas assentiu com a cabeça e saiu pelo corredor. Otis iria para as docas, mas precisava avisar Greta sobre o interesse do pai em visitar Heméra.

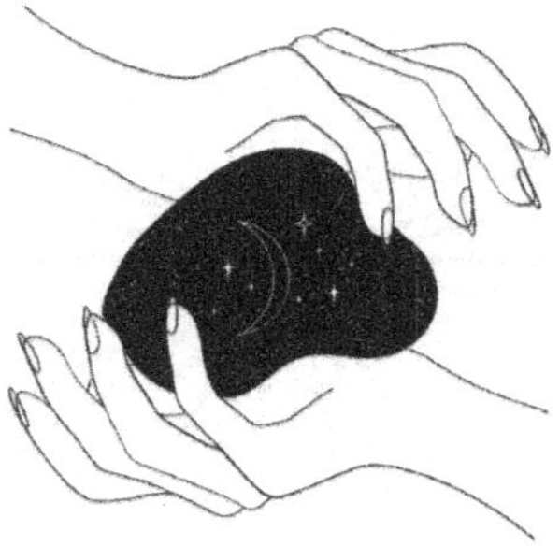

32

Ícelo

Ver Heméra treinar era fascinante. A cada dia ela dominava mais seu poder, e ele a observava pela janela, usando sua capacidade de se transformar na criatura que quisesse. Todas as noites era uma coruja atenta aos movimentos dela. O poder que ela possuía era sobre-humano, e a sua teimosia a fazia ainda mais poderosa. Não desistia facilmente, e por isso vencia cada prova que lhe era dada.

Talvez ela estivesse pronta para descer ao submundo, e ele não conseguiria impedir. Ela iria com ou sem ele, estava determinada, mas não seria algo fácil de fazer. O submundo é um lugar só de entrada para humanos. Aqueles que se arriscam a descer nunca voltam, mas ele a traria de volta. Estava preso a ela desde a primeira vez que a viu.

Sempre a observava treinar, e não entendia como um simples merceeiro era capaz de saber tanto sobre o poder dela. Heméra parecia confiar muito no homem, até mesmo tinha carinho por ele, mas o fato de não saber quem o homem realmente era incomodava Ícelo.

Já fazia alguns dias que não a encontrava. Precisava sentir o gosto dela novamente. Naquela noite a visitaria. Era bem tarde quando ela entrou pela porta do quarto. Ícelo já a esperava sentado na poltrona ao lado da cama. Ela não esperava encontrar alguém lá, o que fez com que se assustasse, e por puro instinto o surpreendesse com uma adaga.

— Quando vai parar de colocar uma adaga em meu pescoço? — perguntou Ícelo com um sorriso.

— Talvez nunca — falou ela, sentando sobre ele na poltrona.

— Como está sendo o treinamento?

— Por que você não me diz, já que observa todos os dias pela janela? Achou que não te veria? Em qualquer forma que você estiver eu sempre te verei — falou ela, rindo.

— Esse é um dos problemas de estar com uma mulher que tem o dom de ver além das aparências — falou ele, beijando o pescoço dela.

— Estou suada, preciso de um banho.

— Talvez depois. Agora me fale um pouco como conheceu o dono da mercearia; por que ele está te ajudando?

— Está com ciúmes? — perguntou ela, dando um sorriso de canto.

— Daquele velho? Jamais! Mas mesmo que estivesse, nunca pediria para se afastar de alguém de que gosta por ciúmes. Para mim você sempre será livre. Apenas fiquei curioso em como um homem comum pode saber tanto sobre magia — falou, passando a mão no cabelo dela.

— Talvez um dia eu te conte, mas não hoje. Não quero perder tempo falando sobre ela — falou Heméra, sem perceber que quase estragou o disfarce de Circe.

— Ela?

— É uma brincadeira nossa. Nos damos tão bem que ele é como se fosse uma amiga, e por isso às vezes me refiro a ele como ela. Agora, que tal você me beijar? — falou Heméra, tentando disfarçar o ato falho.

Ele ainda estava com a mão na sua nuca quando prendeu os dedos nos seus cabelos e a puxou para perto. O desejo deles era primitivo, eles poderiam se devorar ali mesmo. Ele arrancou a roupa dela com brutalidade. Quando estavam juntos não existia pudor, não era preciso pensar antes de fazer. Era tudo tão instintivo como se estivesse juntos há muito tempo, e sabiam exatamente o que fazer para satisfazer o outro. Ainda estavam sentados na poltrona quando ele prendeu as pernas dela no seu quadril e se levantou, colocando-a contra a parede. A ânsia por ela era maior do que tudo que já havia desejado, e em poucos segundos estava dentro dela. A sensação era incrível, e ela não conseguiu conter o som que saía de sua boca. Nem mesmo se preocupou que alguém a ouvisse; estavam entregues à luxúria. Quando terminaram, ele a colocou sobre a cama, e suas pernas tremiam.

— Fique, mas fique de verdade, me deixe acordar ao seu lado — falou ela, quase sem ar. Ele concordou com a cabeça e se deitou ao lado dela.

— Como ficará tudo isso quando estiver de volta à sua vida normal no castelo?

— Não sei, é tudo tão complicado — falou ela, entrelaçando os dedos nos dele.

— Como acha que Otis irá lidar com isso?

— Bem, não sei. Conheço Otis desde que nasci, crescemos juntos, e não quero machucá-lo.

— Você o ama?

Ela ficou em silêncio.

— Você o ama, Heméra? — perguntou novamente, mas ainda com tranquilidade.

— Eu não sei.

— Não me importo. Disse que você seria livre, desde que sejamos sempre verdadeiros. Não me importarei, você pode amá-lo. Eu quero você, Heméra, e se você me quiser, isso me basta — falou Ícelo, soltando a mão dela e segurando seu rosto entre as mãos.

— Eu também te quero. Desde a primeira vez que te vi, eu sabia que seria sua.

Eles se aninharam na cama e dormiram.

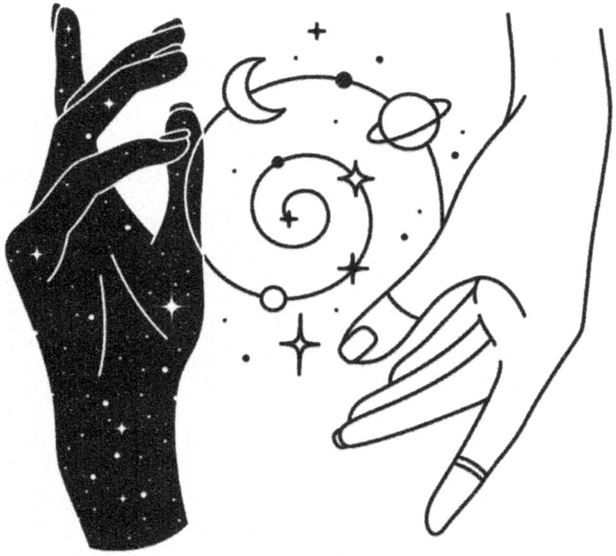

33

Otis

Após a saída do pai do quarto de Amara, Otis entrou e se sentou na cama da curandeira. Não sabia o que o papel dizia e não sabia se queria saber, mas poderia encontrar algo útil.

Otis,

Não acredite em tudo que Heméra te fala, ela vem escondendo muitas coisas de você. Talvez um dia você se canse de ser somente mais uma peça para os jogos dela e entenda que fui a única que te amou de verdade. Espero que não seja tarde quando perceber.

Com amor, Amara

Agora conseguia entender o motivo de o pai ficar desconfiado de Heméra. Conhecendo bem o pai, ele não iria sossegar até descobrir o que a princesa escondia. Ele se levantou, rasgando o papel, e saiu do quarto. A confusão na enfermaria estava mais controlada, mas as cozinheiras ainda dormiam, o que significava que Greta ainda fingia estar dormindo como as outras. Mas precisava falar com ela antes de ir às docas.

— Posso dar uma olhada na criada da princesa? Ela está muito preocupada, tem um carinho especial por Greta; tem previsão de quando todas devem acordar? — falou ele para a curandeira mais próxima.

— Ainda não é possível dizer, mas elas não correm perigo. Greta está bem ali — respondeu a mulher.

Ele caminhou lentamente na direção de Greta. Quando estava perto o suficiente para que só ela o ouvisse, disse:

— Meu pai desconfia de Heméra. Precisamos evitar a visita dele. Vou às docas. Me encontre à noite no quarto da princesa e irei te contar tudo — falou ele, e saiu tranquilamente.

Após sair, Otis foi direto para os estábulos, que ficavam atrás da enfermaria para que os guardas, quando voltavam feridos, tivessem fácil acesso ao local. Preparou seu cavalo e saiu pelo portão mais próximo, que ficava a poucos metros dos estábulos. Evitando passar pelo centro do reino, preferiu pegar ruas mais tranquilas, que o levariam mais rápido às docas. Por esse trajeto levava apenas uns minutos para chegar.

Quando chegou ao seu destino, amarrou o cavalo logo na entrada e foi caminhando. Perguntou a todo marinheiro que encontrava se havia levado uma jovem com as descrições de Amara a algum lugar, mas nenhum deles estava lá naquela noite. Já estava ficando cansado quando finalmente um dos marinheiros falou:

— Dias atrás uma mulher com essas características estava procurando alguém que a levasse à ilha de Creta, mas nenhum de nós estava disposto a ir até lá, lugar cheio de feiticeiras.

— Sabe me dizer se alguém aceitou levá-la ou se foi para outro lugar?

— Não, mas conheço quem pode saber. Todas as noites, quando os bares das docas estão cheios, Talassa, uma mulher baixa, de cabelos loiros e pele bronzeada, fica por aqui vendendo seu corpo para os marujos recém-chegados; talvez ela tenha visto.

— Obrigado pela informação.

Otis ficou o dia todo aguardando a mulher aparecer. A descrição de sua aparência era bem específica, e seria fácil encontrá-la. Quando já era tarde da noite, ele a viu e se aproximou.

— Nem tente, não negocio com guardas — falou Talassa.

— Fique tranquila, não estou aqui para isso. Na verdade, gostaria de uma informação. Há algumas noites, uma mulher morena, com lindos cabelos cacheados, veio até aqui procurar um barco para sair da ilha. Você consegue se recordar dela e com quem ela partiu? Tenho aqui algumas moedas de ouro em troca da informação — falou Otis, mostrando as moedas.

— Sim, me recordo dela. Não é comum mulheres aparecerem por aqui naquele horário. É o meu território, e logo que apareceu a questionei sobre o que fazia aqui. Ela disse que buscava alguém para ir a Creta, mas ninguém quis arriscar; até chegar um barco que vem direto da ilha, guiado por uma mulher chamada Elena, que aceitou levá-la.

— Onde posso encontrar Elena?

— Ela aparece aqui sempre que tem entrega de ervas. Existe uma pessoa que cultiva para elas essas ervas que só brotam aqui por conta das noites eternas. Para a sua sorte, ela deve aparecer aqui ainda hoje; aquele é o entregador — disse ela, apontando para um senhor que estava próximo de uma carroça. — Ele a deve estar esperando. Agora preciso ir, meus clientes estão chegando.

— Tome aqui suas moedas. Obrigado pela ajuda.

Otis se aproximou do homem e ordenou que lhe desse a cesta. O homem resistiu de início, mas o guarda ameaçou prendê-lo.

— Preciso de algumas informações da mulher que vem recolher as ervas. Para isso, vou te dar o dobro do que ela te paga, mas preciso que fique aqui para entregar. Só aparecerei quando ela descer do barco.

O homem concordou e ficou em seu posto, aguardando Elena. Um barco se aproximou, e quem o guiava era uma mulher. Ela desceu e foi direto até o entregador; Otis, que esperava ali perto, se aproximou.

— Elena?

— Não.

— Me diga seu nome.

— E por que deveria?

— Porque estou pedindo com educação, mas caso deseje, posso te levar até o posto da guarda para conversarmos de outro modo — falou Otis, com a voz firme.

— Me chamo Medeia; o que quer com Elena?

— Preciso de algumas informações sobre uma jovem que ela levou.

— O que quer saber?

— Qual era o nome dela e onde ela está?

— O que te leva a acreditar que te entregarei qualquer informação da ilha?

— Você irá, pois a sua vida dependerá disso — falou Otis. Ele faria qualquer coisa para descobrir, e se fosse necessário a levaria como prisioneira. Ele estava segurando o braço da mulher com força.

Ele não podia levá-la para o castelo sem levantar suspeitas, então a levou direto para a casa abandonada, onde a manteria presa até que lhe desse as informações que queria. Retirou a mordaça.

— Você pode gritar à vontade aqui. Atrairia apenas criaturas famintas. Agora me fale sobre a ilha e a mulher que procuro.

Ela cuspiu no rosto dele.

— VÁ PARA O INFERNO!

Otis, irritado, pegou-a pelos cabelos.

— Se o que você quer é dor, lhe darei dor — disse Otis, jogando-a no chão. Medeia bateu com o rosto no chão, o que lhe quebrou os dentes, que ela cuspiu.

— Seu merdinha, é só isso que sabe fazer? — falou ela, rindo.

Otis seria capaz de tudo para proteger Heméra. Ele pegou a mulher do chão pelo pescoço e a bateu contra a parede várias vezes. Acabaria matando-a. Ele não controlava a raiva, mas ela é que o controlava. Naquele momento não era capaz de pensar em sua moral e honra. Sua cabeça pensava em milhares de coisas ao mesmo tempo.

— Volte a fale para Amara que irei matá-la se fizer mal a Heméra — falou ele, desamarrando a mulher e batendo a cabeça dela contra a parede para que desmaiasse. Quando viu a mulher no chão, se desesperou. Sua respiração falhava, seu coração batia tão rápido que parecia que pularia para fora do peito, suava frio e suas mãos tremiam. Era uma sensação de quase morte. Quando se acalmou, pegou-a no colo e a colocou sobre o cavalo. Chegando às docas, deixou-a dentro do barco, toda machucada. Por mais que se odiasse pelo que fez, esse seria um recado para Amara.

Quando a adrenalina passou, ele não acreditava no que havia feito; no que havia se tornado? Como era capaz de ferir para conseguir o que queria? Quando o assunto era Heméra ele não pensava direito. Amá-la muitas vezes despertava o pior de Otis, e nesse momento se igualava a Amara, que fora capaz de ferir para estar com ele. Voltou para o castelo, sentindo-se mal pelo que fez.

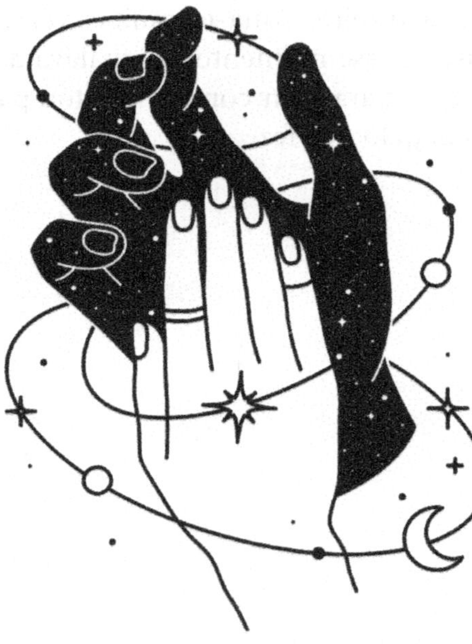

34

Heméra

Quando acordou no dia seguinte, Ícelo ainda dormia ao seu lado. A sensação de acordar com ele era indescritivelmente boa, mas a conversa que tiveram na noite anterior ainda martelava em sua cabeça. Ela amava Otis, mas não como desejava Ícelo. E se um dia tivesse de escolher, quem seria? Era possível amar os dois ao mesmo tempo? Ela não tinha as respostas, não ainda.

Heméra precisava se levantar para o treinamento, mas não queria acordá-lo; sairia de fininho e o deixaria dormindo. Quando abriu a porta, deu de cara com Circe.

— Quem está aí com você?

— Ninguém; o que a leva a pensar que estou com alguém?

— Não se faça de boba! Aquele barulho todo ontem à noite era o quê?

Circe tirou-a da frente da porta e entrou no quarto. Heméra ficou nervosa, mas quando Circe olhou, não havia ninguém na cama. A deusa saiu intrigada; reconheceu o cheiro de ervas doces e canela.

— Circe, me deixe explicar.

— Não me chame por esse nome! Você trouxe um deles para dentro de casa, sabe como isso é perigoso? Se ele descobrir quem eu sou, me levará de volta para a ilha, mas desta vez irão me acorrentar — falou, quase num sussurro.

— Fique tranquila, ele não descobrirá, ele nem estava mais aqui.

— Assim espero. Agora entendi o que quis dizer quando disse que sabia quem a levaria para o submundo. Depois vou querer saber como tudo isso aconteceu.

Heméra concordou com a cabeça e a seguiu para realizar o treinamento. Circe ficou pensativa durante todo o dia; será que ela poderia mesmo tê-la colocado em perigo?

No fim do dia, quando retornou ao seu quarto, encontrou na cama um bilhete, e junto um bracelete de ouro com uma ponta de lua e a outra com o sol — a junção da luz e o mundo das trevas, assim como seu nome. No bilhete dizia: "Use quando estiver pronta, estarei te esperando"; ela se sentia pronta, mas antes precisava voltar ao castelo. Desde que Ícelo a questionou sobre o que sentia por Otis, isso a atormentava. Precisava vê-lo e se despedir. Sabia que estar lá embaixo não seria fácil e corria o risco de não voltar mais. Sem que Circe percebesse, ela saiu de madrugada em direção à casa abandonada. A mercearia não ficava muito longe da casa. Quando chegou, havia um rastro de sangue que levava à porta, que estava apenas encostada. O rastro seguia até o quarto em que matara o minotauro, mas o sangue que ali estava era mais recente, e provavelmente não era de nenhuma criatura estranha; o que havia acontecido lá?

Heméra correu para a entrada da passagem secreta, que já estava aberta. Quando desceu, percebeu que o ar estava diferente. Algo não humano havia passado por ali. Nesse momento ela acessou seu poder. Fosse lá o que entrou, não havia encontrado a saída da caixa de areia. Com os olhos bem atentos a qualquer movimento, sacou a espada e caminhou devagar. Quando já estava na metade do túnel, avistou um humanoide. Sua pele era um conjunto de cicatrizes irregulares de cor cinza, seus olhos eram escuros e profundos, e media uns dois metros de altura. Não demorou muito para identificar que a criatura era um Troll. Ele já a havia visto e seguia em sua direção lentamente, como um predador que aprecia sua presa.

A criatura devia estar perdida. Trolls costumam andar em grupos de três ou mais, sempre guiados por um líder, que sempre é uma fêmea, que é maior, mais forte e mais inteligente. Enfrentar uma delas seria o mesmo que suicídio. O reino era um prato cheio para os Trolls. Com a falta de sol as criaturas ficavam livres, pois a luz solar é um dos seus poucos pontos fracos.

Se não fosse pelo seu dom de ver além das sombras, provavelmente já teria sido devorada. A fêmea era inteligente o suficiente para entender que Heméra não era uma presa qualquer, mas ainda assim a criatura tinha a vantagem da regeneração.

Heméra ainda não tinha ideia de como mataria a besta, mas sabia que dali somente uma das duas sairia viva. Elas avançaram no mesmo ritmo, quando, de repente, o Troll deu uma grande investida, correndo em sua direção com as garras à mostra. De forma instantânea, ela levantou a espada e cortou fora um dos braços da criatura. Sabia que se não fosse rápida, logo a besta estaria regenerada. Tentou investir contra o outro braço, mas foi frustrada quando o Troll acertou seu corpo, arremessando-o contra a parede. O som de suas costelas quebrando ecoou pelo túnel, seu corpo urrava de dor, e sua espada foi para longe com a pancada. Mesmo com a dor, precisava se levantar, pois se permanecesse no chão não teria chance de vencer.

Ao se levantar, não buscou a espada. Usaria seu poder, mas não sabia como poderia ajudá-la. Havia aprendido como manipular a visão, mas o que mais podia fazer? Iria descobrir ou morrer. Heméra fechou os olhos e se concentrou em suas emoções. Nesse mesmo momento a criatura correu para atacar, mas não conseguiu acertá-la, pois, ao abrir os olhos, os anéis em volta da íris brilharam como o sol, e o Troll se transformou em pedra quase instantaneamente.

Sua respiração falhava, mas não tinha tempo para parar. Precisava aproveitar o pico de adrenalina para correr, pois quando o corpo esfriasse as costelas quebradas iriam doer. Subiu com rapidez as escadas da saída da caixa de areia; naquele horário seria fácil chegar até seu quarto sem ser percebida. Precisava ser rápida, a dor começava a surgir. Passou pelo pátio tentando parecer tranquila, e entrou no corredor que dava para seu quarto torcendo para que Otis estivesse lá. Mas quando se aproximou percebeu que havia um homem em sua porta, que não era Otis, e sim Eratos. O que ele podia querer com ela tão tarde? Não ficaria para descobrir; deu meia-volta e foi direto para o quarto de Otis. O caminho foi difícil, por conta da dor.

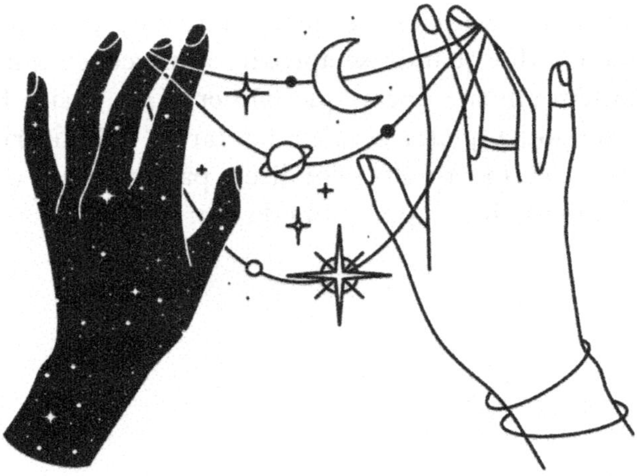

35

Otis

Ele dormia quando ouviu as batidas. Ao abrir a porta, não acreditou no que via. Era Heméra, mas a surpresa durou pouco tempo, pois assim que abriu, ela despencou em seus braços.

— Heméra? O que aconteceu?

— Me coloque na banheira agora!

Sem entender, ele a levou para a sala de banho.

— A água está fria — falou ele, e a colocou na banheira.

Ela não falou nada quando o corpo entrou em contato com a água fria. Enfiou as mãos embaixo da água, fechou os olhos e sussurrou algumas palavras como se fizesse uma prece. Rapidamente sua expressão mudou, passando de dor para alívio. Ele não entendia o que ela havia feito, mas a dor parecia ter ido embora, então ela abriu os olhos.

— Otis, precisava te ver antes de partir.

— Talvez você não precise ir. Podemos pegar Amara, sei que podemos!

— Otis, por mais que Amara tenha me ferido, eu não a mataria. Isso passou pela minha cabeça, não vou mentir, mas eu não seria capaz de matá-la.

— Talvez eu tenha cometido um grande erro.

— Isso tem a ver com o sangue na casa abandonada e o Troll no túnel?

— Troll? Você enfrentou um Troll?

— Otis, responda minha pergunta. O que significa o sangue fresco na casa? Você esteve lá?

— Procurei por Amara e não a encontrei. Mas tive contato com outra feiticeira que poderia saber onde ela está. Ela se recusou a me dizer qualquer coisa, perdi a cabeça e a acertei algumas vezes. Não me orgulho disso, me sinto uma pessoa horrível, mas estava tão determinado a te ajudar que não pensei no que fazia — respondeu ele, com o rosto entre as mãos.

— Você foi imprudente. Nada justifica seu descuido com a passagem secreta. Sabe o estrago que aquele Troll poderia ter feito no castelo? E a pobre mulher merecia ser surrada? Não preciso que me proteja, Otis, preciso que entenda isso. Sou grata por sempre tentar cuidar de mim, mas não pode fazer isso para sempre; acredite mais em mim.

— Sinto muito, mas eu não posso te perder. Isso é tudo culpa minha, devia ter impedido Amara de nutrir qualquer sentimento por mim.

— Não podemos mandar no coração das outras pessoas, assim como não devemos deixar que nosso coração se corrompa. Não deixe que seus sentimentos por mim despertem o que há de pior em você, assim como Amara deixou que acontecesse; estava tão amargurada que ficou cega — falou Heméra, saindo da banheira. Com as roupas molhadas, ela se despiu, ficando completamente nua.

Olhar para ela era como olhar para as estrelas. Ela era deslumbrante, e ele se aproximou dela. Estava tão perto que podia sentir a sua respiração. Com uma das mãos segurou seu rosto e a beijou. O gosto dela era a única coisa que ele queria sentir. Com cuidado a pegou no colo e a colocou sobre a cama. Queria admirá-la e memorizar cada curva do seu corpo enquanto se despia, para então se juntar a ela na cama. Os beijos eram delicados e carinhosos, e com cuidado ele encaixou seu corpo no dela, com pequenos movimentos. Fazer amor com ela era tudo que ele desejava, tê-la em seus braços, amá-la por inteiro.

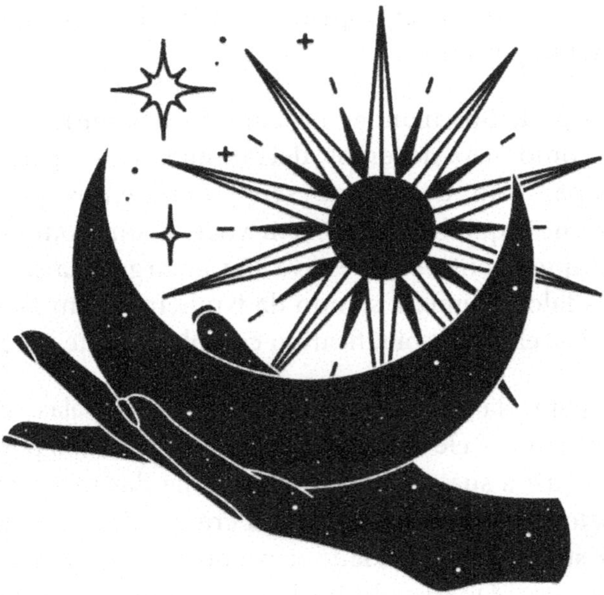

36

Heméra

Ao se entregar para Otis, a pergunta ecoava na sua cabeça: *"Você o ama, Heméra?"*. Ainda não sabia a resposta, e tinha medo de descobrir e quebrar o coração dele. Quando terminou, Otis caiu no sono. Ela precisava ir. Recolheu as roupas molhadas e as colocou para secar perto da lareira. Enquanto isso, escreveu um bilhete para Otis.

Com a roupa seca, saiu, deixando o bilhete sobre a cama. Retornaria à mercearia, com cuidado para não ser percebida. Seguiu o corredor para a caixa de areia, e atravessou o túnel correndo. Ao chegar à casa abandonada, certificou-se de trancar tudo para que nenhuma criatura a invadisse novamente. Só então retornou à mercearia.

Circe ainda dormia quando Heméra entrou. Havia escrito um bilhete para ela também. Seguiu para o seu quarto, pegou o bracelete, e colocou a joia em seu braço, que queimou como se o objeto estivesse se fundindo com a pele. Ela soltou um grito de dor. Não conseguia tirá-lo, e conforme piscava sua visão oscilava entre o quarto e o submundo. Como num filme passando diante de seus olhos, viu todo o caminho que teria de percorrer até encontrar Grannus. O lugar era quente e barulhento, e as almas que lá estavam gritavam de dor.

Ícelo queria mostrar como seria estar no Tártaro atrás de Grannus; causava uma dor insuportável, e Heméra gritava. Era ensurdecedor.

Ao ouvir os gritos, Circe desceu ao encontro de Heméra, que estava no chão. Seus olhos estavam brancos. Era como se ela não estivesse lá e dormisse enquanto a alma vagava.

Ao olhar o braço da princesa, viu uma joia conhecida. Era o bracelete da deusa Heméra, uma chave para o mundo dos mortos.

— Garota tola, não estava pronta — falou Circe para si mesma.

***

Ela se sentia estranha quando abriu os olhos e estava em Champs-Elysées, a região mais próxima da superfície, o lugar que as pessoas desejam alcançar depois de ter morrido, pois os habitantes desses campos terão uma vida de liberdade e prazer eternos. A primeira coisa que fez foi procurar Ícelo. Ele disse que estaria lá, esperando-a, mas não o via em lugar algum.

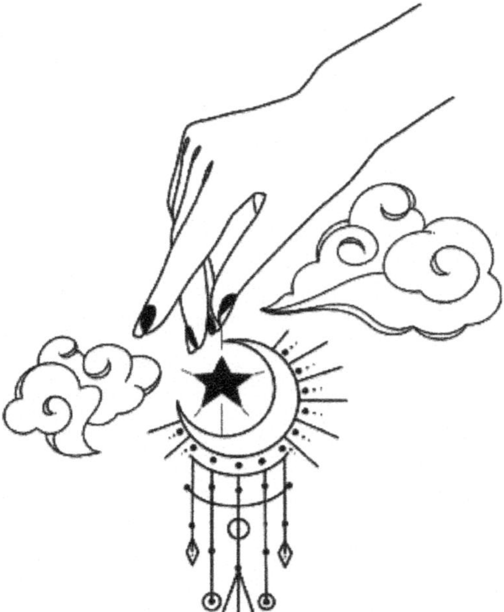

37

Ilha de Creta

O barco de Medeia se aproximou da doca. Muitas mulheres da comunidade estavam preocupadas com a feiticeira, pois havia demorado mais que o normal para retornar. Quando o barco encostou, encontraram-na toda ferida e fraca, e de imediato a levaram para a enfermaria, onde cuidariam dos seus ferimentos. Após cuidarem de Medeia, as curandeiras procuraram Camarã, mas quem falou foi Elena.

— Camarã, temos um problema. Medeia retornou, mas está muito ferida e fraca — falou Elena.

— Corre algum risco? — perguntou Camarã.

— Não, apesar da gravidade dos ferimentos, conseguimos estabilizar. Mas suas condições mentais não são boas. Ela não consegue dizer nenhuma palavra, e seus olhos não reagem aos estímulos.

— Ela foi para Erétria. Não sabemos quais informações arrancaram dela e o que estão tramando. Convoque uma reunião. Vamos partir para Erétria. Se Eros quer guerra, ele terá. Nenhuma de nós será ferida sem a devida vingança — falou Camarã.

Após reunir todas as mulheres da comunidade, Camarã as separou em dois grupos, aquelas que ficariam para cuidar e manter a comunidade e aquelas que iriam para a batalha. Ela ardia de raiva. Depois de todo esse tempo retornaria a Erétria. Não estava em seus planos ver Eros mais uma vez, mas esta seria a última; ela o mataria. Depois desses anos todos seu coração havia endurecido tanto que não o pouparia.

Quando Amara soube do retorno, se candidatou de imediato. Precisava ver Otis, e se necessário mataria Heméra e pediria para Camarã livrar Otis da maldição. Ela o levaria consigo para a ilha e o faria amá-la.

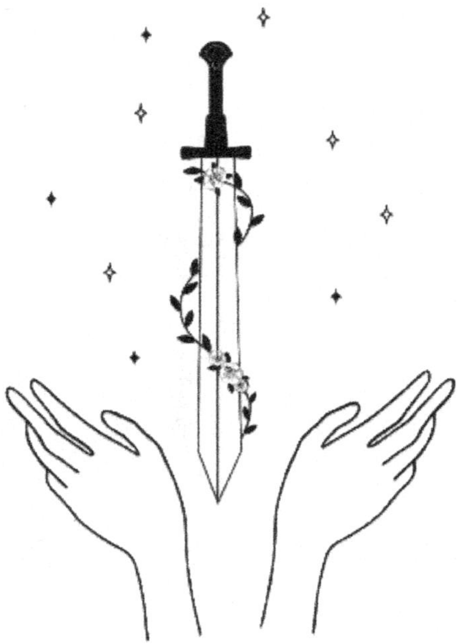

38

Otis

Quando acordou, ela não estava mais lá; teria sido um sonho? Soube que era real quando viu um bilhete no travesseiro:

Querido Otis,

Não poderia ir sem antes me despedir de você. Obrigada por estar sempre por perto, mas a partir de hoje eu te libero. Você não precisa me proteger. Seja meu amigo, seja meu parceiro, mas não o meu guarda.

Tenha cuidado com seu pai; ele pode ter descoberto algo, eu o vi na minha porta ontem quando vim te ver. Ele pode ter encontrado algo, e estava muito fraca para decifrá-lo.

Com amor, Heméra

Quando acabou de ler, ouviu batidas desesperadas na porta. Ao abrir, viu Greta quase sem ar.

— Otis, precisamos... — falava ela, quando foram surpreendidos por quatro guardas. Eles a pegaram pelo braço e a prenderam.

— Larguem-na, é uma ordem! — falou Otis, com voz firme.

— Você não tem mais nenhuma autoridade. Eratos nos mandou buscar você e a criada da princesa — falou um dos guardas.

Os dois foram levados como se fossem criminosos até a sala do chefe da guarda. Eratos não pouparia o próprio filho da forca. Enquanto eram arrastados para a sala do chefe, Otis observava atentamente a posição dos guardas, para uma possível fuga. Quando chegaram à sala, Eratos estava sentado em sua mesa, com os livros que Heméra escondia à sua frente.

— Podem soltá-los. Saiam e fechem a porta — falou Eratos para os guardas.

— O que significa tudo isso? — perguntou Otis.

— Me diga você, meu filho, o que vê sobre a mesa?

— Não faço ideia do que está falando.

Eratos o encarava com raiva.

— Certo, então me diga, onde está a princesa?

Mas antes de qualquer um dos dois responder, um mensageiro entrou pela porta sem nem mesmo bater.

— Me perdoe, chefe, mas tenho uma mensagem muito importante. Um de nossos marinheiros avistou vários barcos navegando em direção a Erétria. Recebemos também esta outra informação por meio de um pombo-correio — falou o mensageiro, entregando um pequeno papel a Eratos.

O chefe da guarda colocou o papel sobre a mesa.

— Espero que nenhum de vocês esteja envolvido nisso — falou ele, encarando o filho e a criada.

— Convoque toda a guarda. Em poucos dias seremos atacados pelas feiticeiras de Creta. Seja lá o que as irritou, estão dispostas a destruir o reino — falou o chefe para o mensageiro.

Otis estava nervoso; o que havia feito? Heméra nunca o perdoaria se acontecesse algo com o reino. Era tudo culpa sua, como pôde ser tão idiota?

— Pai, podemos evitar que isso aconteça?

— Não vejo como. A mensagem diz que elas estão enfurecidas, não haverá acordo.

— Eu posso tentar. Amara deve estar com elas.

— Como sabe que Amara está com elas? O que você não está me contando, Otis?

Quando Otis não respondeu, o chefe se levantou, recolheu os livros, deu a volta na mesa e foi até a porta.

— Levem os dois para as masmorras. Não perderei meu tempo com isso agora, preciso informar o rei, e se depois descobrirmos que eles estão envolvidos, os mandaremos para a execução.

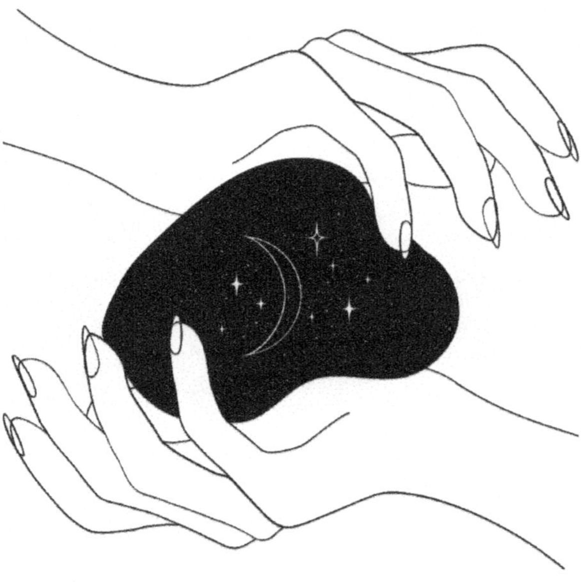

39

Eros

Eros acordou com Eratos na porta. Levantou-se e ordenou que o chefe da guarda entrasse.

— Espero que seja algo muito importante para me incomodar.

— De fato é, Majestade. Em poucos dias o reino será atacado por um grupo de feiticeiras, e não sabemos ainda o motivo da revolta.

Quando Eros ouviu sobre as feiticeiras, sua mente voltou ao passado; seria Camarã? Como seria vê-la novamente?

Os últimos dias dela no castelo ainda martelavam em sua mente. Ela estaria tão mal quanto ele? Ainda o amaria, como ele a amava?

Ele nunca foi capaz de se perdoar. Devia ter insistido mais, obrigado os guardas a abrirem as portas do quarto dela. Deviam ter sofrido o luto juntos. Ela não sabia, mas ele sofrera com a perda tanto quanto ela.

DEZOITO ANOS ANTES

Eros deixou o quarto de Camarã depois de ela suplicar que ele fosse ver a filha que tivera com Hera. Ela era linda. Sua pele era branquinha como leite, seus cabelos e olhos eram escuros como a noite, a não ser pelo anel dourado em volta de sua íris. Ele amava a filha, mas só conseguia imaginar como teria sido segurar a filha junto com Camarã.

Naquela mesma noite ele se dirigiu aos aposentos de Camarã, mas o guarda em sua porta informou que ela estava precisando de um tempo a sós e pediu que não liberasse nem mesmo a entrada do rei. Eros queria desrespeitar o desejo dela e entrar para passar por isso junto com ela. Ele precisava dela assim como ela precisava dele, mas ele jamais desrespeitou os limites dela, e nesse momento de dor não podia ser diferente.

Os dias que se seguiram foram iguais. Após ver a filha, tentava ver Camarã. Estava sendo insuportável não estar com ela. Não entendia seu motivo para o afastar. Ele a amava tanto que seria capaz de pegar todas as dores dela para si mesmo.

Na noite em que Camarã lançou a maldição, seu coração se despedaçou. A dor era insuportável. Ele tentou diversas vezes estar com ela, mas ela não permitia. Naquela noite sabia que essa seria a última vez que a veria, e sua última imagem seria a dela com uma adaga sobre seu pescoço. Ela o havia proibido de sair do castelo, pois sabia que ele tentaria encontrá-la.

Após a maldição ser instalada, Eros se isolou do mundo e de tudo, entregou-se ao vinho e outros vícios. Já não gostava das mesmas coisas de antes, e foi definhando aos poucos. Ainda tentou ser presente na vida de Heméra, mas estava tão quebrado que fracassou. Camarã o odiaria um pouco mais se soubesse que ele não foi um bom pai. Tinha vergonha de admitir para si mesmo, mas após a partida dela pensou diversas vezes em tirar a própria vida. Mas ela o odiaria por isso também.

DEZOITO ANOS DEPOIS

— Meu rei, ouviu o que lhe disse? O que quer fazer? — perguntou Eratos, vendo que o rei parecia não estar ali.

— Prepare os melhores guardas. Não atacaremos sem antes tentar um acordo. Tente trazê-las ao castelo quando chegarem, eu mesmo falarei com elas.

— Isso é loucura! Elas poderiam tomar o reino e o matar!

— Não tenho nada a perder, Eratos. Darei a minha vida em troca do fim da maldição. O reino é muito importante, e tenho certeza de que Heméra será uma grande rainha.

— Eu não teria tanta certeza disso. Heméra pode estar envolvida em algo bem maior. Ainda estou investigando, mas ela está envolvida com algo que pode prejudicar o reino; encontrei isto no quarto dela — falou Eratos, entregando a Eros os livros que achou nos aposentos de Heméra.

— O que estava fazendo nos aposentos dela?

— Logo após o sumiço de Amara, a princesa não foi vista no castelo. Não acha estranho as duas sumirem? Otis e Greta tentaram acobertá-la, mas observei durante dias o comportamento dos dois e nada indicava a presença da princesa. Tive certeza de que ela não estava quando entrei em seu quarto.

— Heméra não seria capaz de prejudicar o reino.

— Talvez ela tenha sido influenciada pela feiticeira. Onde ela conseguiria estes livros senão com uma feiticeira?

Eros ficou pensativo. Heméra seria capaz de destruir o próprio reino? Talvez ela tivesse razões. Não fora criada com uma princesa, uma filha amada e querida. Todos se abalaram tanto com a maldição que ela ficou esquecida nas mãos da criada.

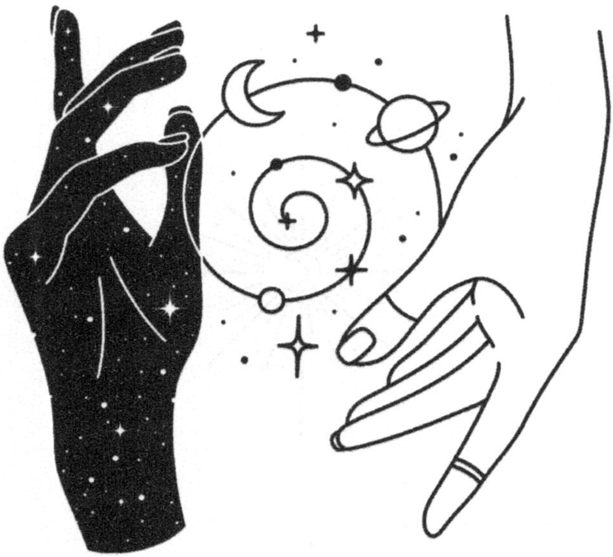

40

Ícelo

Ícelo estava confuso. Naquela manhã, quando a porta do quarto de Heméra fora aberta, ele se escondeu e foi capaz de ouvir quando Heméra chamou o merceeiro de Circe. Não queria acreditar que ele podia ser a feiticeira, mas isso explicaria todo o seu conhecimento sobre magia e poder.

Quando Circe fugiu da ilha, os deuses ficaram furiosos e queriam encontrá-la para impedir que ela fizesse qualquer coisa que pudesse prejudicá-los. Mas ela era tão talentosa que conseguiu se disfarçar e viver longe da fúria dos deuses.

Ícelo era um dos encarregados da busca pela feiticeira. Invadia sonhos para conseguir informações. Na época em que ela fugiu, ele invadiu os sonhos de todos os prisioneiros dela. Estavam todos transformados em animais, mas suas mentes continuavam humanas. Assim descobriu sobre a gravidez e sobre Atenas. Mas ela mudava de forma muito rápido, o que dificultava para ele. Mas uma noite, invadindo o sonho de uma das feiticeiras, descobriu que ela havia dado seu bebê para que conseguisse viver uma vida tranquila, diferente da dela.

Desde então seguiu toda a linhagem dela, mas nunca percebeu que ela também as acompanhava. A última da linhagem, Camarã, havia ido embora após a maldição, mas por que Circe não a seguiu. O que ainda a prendia em Erétria? Ele a confrontaria; ela não teria coragem de usar todo o seu poder para matá-lo, já que isso a deixaria visível para os deuses.

Quando pensava em entrar em casa para confrontar Circe, ouviu os gritos de Heméra e um chamado para o submundo. O bracelete ligava os dois, e assim ele poderia achá-la facilmente. Pelo menos era no que ele acreditava. Resolveria suas pendências com Circe e depois a encontraria.

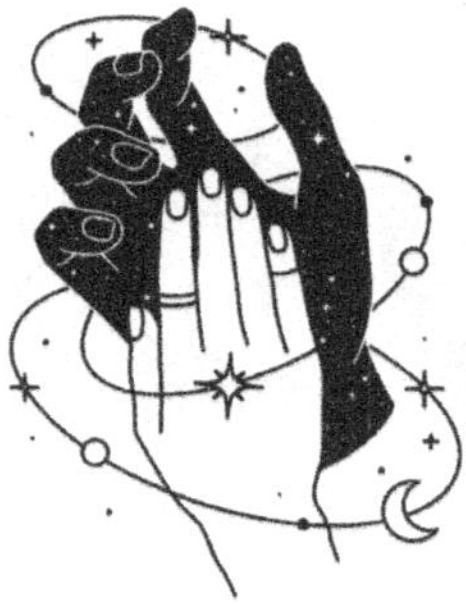

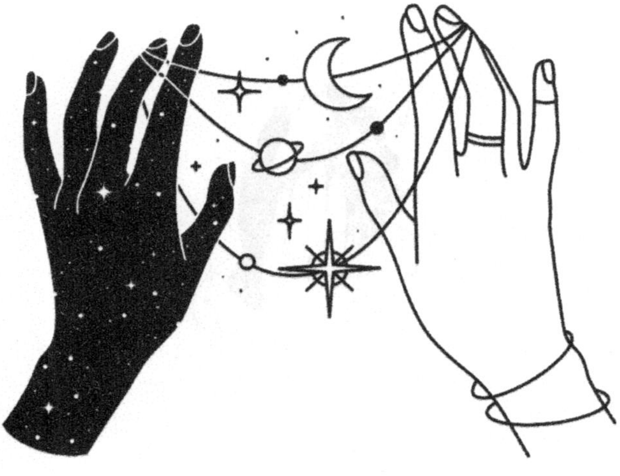

41

Circe

Após cuidar do corpo de Heméra, ajeitando-o na cama e cuidando para que ela permanecesse viva na terra, já era tarde. Estava cansada, iria para seu quarto descansar, mas quando estava próximo da porta ouviu um barulho, e ao virar-se para trás, viu Ícelo.

— Olá, Circe.

— Ícelo? O que faz aqui? Deixou-a lá sozinha?

— Ela ficará bem.

— Precisa ir encontrá-la; ela não estava pronta.

— Acha mesmo que deixarei você fugir novamente? Te entregarei aos deuses.

— Você não entende o que está em jogo. Ela não pode morrer, precisa trazê-la de volta!

— Ah, eu entendo! Por anos te procurei, vaguei por aí — falava ele quando Heméra gritou. Os dois se viraram para ela, preocupados.

— Você precisa ir! Não sairei daqui. Estou aqui por um motivo, e não irei embora antes de saber que está tudo certo. Pode me entregar aos deuses depois.

— O que é tão importante que a fez ficar, se mesmo sua última descendente foi embora? O que é mais importante que segui-la?

— Você descobrirá, mais cedo do que imagina.

— Diga, Circe, o que a fez ficar e levar uma vida simples como um velho dono de mercearia? Me dê um único motivo para aceitar essa vida.

Circe estava com os olhos cheios de lágrimas quando gritou:

— HEMÉRA! ESTOU AQUI POR ELA!

Ele não falou mais nada. Apenas arregalou os olhos, sem acreditar. De repente Heméra gritou novamente, e agora seu braço sangrava. Algo estava acontecendo lá embaixo.

— Façamos um acordo. Me prometa que trará Heméra sã e salva, e ao retornar poderá fazer o que quiser. Estarei aqui esperando.

Ícelo concordou com a cabeça e desapareceu em uma fração de segundo; precisava encontrá-la.

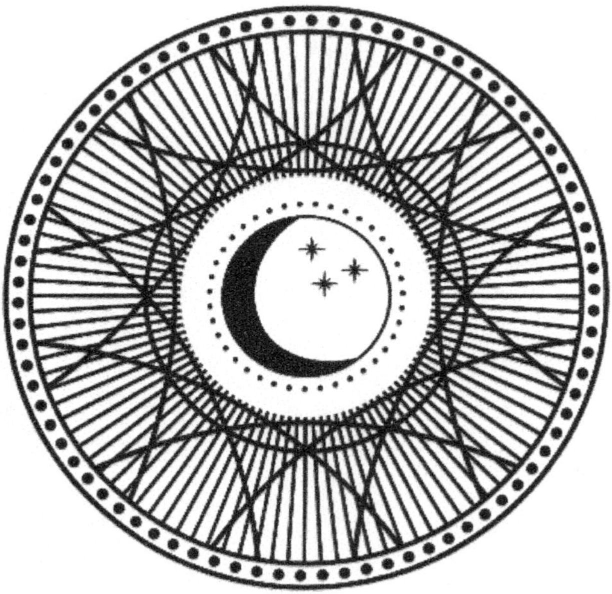

EPÍLOGO

Quando Heméra chegou a Champs-Elysées, notou que a temperatura era amena, e seu relevo, plano, localizado nos extremos do planeta Terra, considerado um lugar alegre, calmo e repleto de prazeres, primordialmente reservado para os heróis gregos. Ao chegar ao submundo, não encontrou Ícelo; precisava dele para guiá-la. Sem saber onde ele estava, Heméra decidiu explorar o lugar a fim de se localizar. Estava tranquila, pois o lugar não era assustador, e não seria difícil passar por essa parte. O que a preocupava era o que viria depois, pois quanto mais profundo, mais perigoso.

Enquanto andava pelo campo, sentiu uma sensação estranha. Alguém a observava; seria Ícelo?

Aos poucos aquela sensação estranha aumentava, e percebeu que o que sentia vinha de um homem que se aproximava. Era alto, musculoso, sua pele era bronzeada e os cabelos pretos até os ombros, levemente ondulados. Ele era incrivelmente bonito.

Ele havia sentido quando ela chegou. O poder dela era notável. Hades o sentiu quando ela pisou no submundo. Ele a desejava; era ambicioso e costumava tomar para si o que queria. Assim como havia tomado Perséfone, tomaria Heméra, e nem mesmo Ícelo poderia ajudá-la. Ela não sairia do submundo, não sem antes enfrentar a ira de Hades.

Ele se aproximou o suficiente para sentir sua respiração, esticou uma das mãos e segurou o rosto dela. Seu corpo todo tremeu com o calafrio que o toque dele causou.

— Interessante, muito interessante. Me diga seu nome, criatura — falou ele, ainda segurando o rosto dela.

— Heméra — respondeu ela sem perceber. Mal conseguia movimentar seu corpo.

— Heméra, você me pertence agora.

Era possível sentir a luxúria transbordando dos olhos dele quando a puxou para perto, colando seus lábios nos dela. Ela se sentia anestesiada. Era como se estivesse drogada, e se deixou levar pela nostalgia por alguns segundos, mas uma voz em sua cabeça falava *"Abra os olhos e veja, Heméra, veja."* De repente, como se acordasse de um transe, ela mordeu com toda a força os lábios de Hades; sangue escorria, e ele apenas deu um sorriso debochado.

— Gosto do seu atrevimento; vamos nos divertir muito — falou, dando-lhe um tapa em seu rosto. Sua força era enorme, e ela foi arremessada, batendo com tudo contra uma árvore. A dor era tanta que ela gritou, e se assustou quando olhou para o braço, que sangrava, que ela havia batido contra uma pedra quando caiu.

Hades se aproximou, passando o dedo na ferida aberta no braço dela. Em seguida o levou à boca. Estava provando o sangue dela. O poder que corria em suas veias era delicioso. Ele a pegou e a jogou sobre os ombros; a levaria com ele para o palácio e lá faria dela o que quisesse.

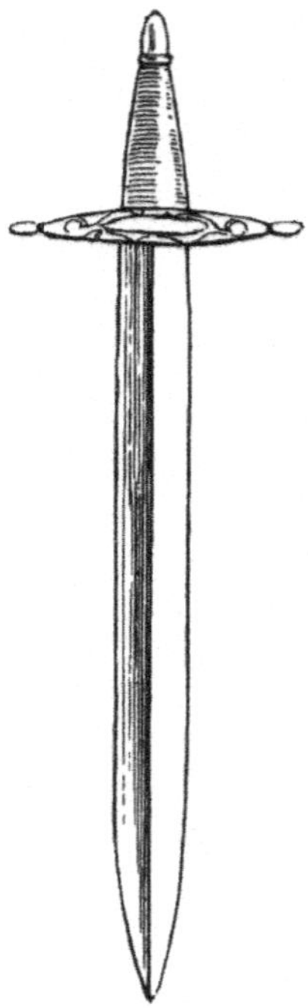

www.editorainverso.com.br

facebook.com/editorainverso

@editorainverso

(+55 41) 3254-1616 e 3538-8001

(+55 41) 99798-7623